ANNE WANITSCHEK · SEBASTIAN VIGL

Naturheilkunde bei Krebs

Aktiv zur Genesung beitragen
Beschwerden und Nebenwirkungen lindern

VORWORT

Liebe Leser,

mit der Diagnose Krebs setzt sich mittlerweile jeder von uns mindestens einmal im Leben auseinander. Entweder betrifft sie uns selbst oder eine uns nahestehende Person. Nach wie vor hat die Krebserkrankung nichts von ihrem Schrecken eingebüßt. Sie stellt Betroffene, Angehörige und Therapeuten vor große Herausforderungen. Die aktuellen Statistiken stimmen zunächst optimistisch. Von den jährlich ca. 500.000 neu diagnostizierten Krebserkrankungen dürfen mittlerweile fast zwei Drittel der Patienten auf dauerhafte Heilung hoffen. Dies ist vor allem den Fortschritten der modernen Medizin zu verdanken. Natürlich sagen diese Zahlen wenig über den Einzelfall aus. Umso verständlicher ist es, dass viele Krebspatienten selbst aktiv werden wollen, um ihre persönliche Heilungschance zu vergrößern.

Immer mehr Therapeuten raten, begleitend zur Krebstherapie auch die Möglichkeiten der Naturheilkunde auszuschöpfen. Und dies tun sie mit gutem Grund. Zu den verschiedenen naturheilkundlichen Therapien liegen aussichtsreiche Ergebnisse aus der praktischen Anwendung und der Forschung vor. Diese zeigen auf, dass Naturheilkunde sich positiv auf die Prognose auswirken kann. Zudem kann sie effektiv zur Linderung von Beschwerden, die während einer Krebserkrankung und deren schulmedizinischer Therapie auftreten können, eingesetzt werden.

Beide Aspekte bringen wir Ihnen mit diesem Buch näher. Wir zeigen Ihnen, wie Sie mit Naturheilkunde aktiv zu Ihrer Genesung beitragen und auftretende Beschwerden lindern können. Hierfür greifen wir nicht nur auf die jahrelange Erfahrung mit

Krebspatienten in unserer Praxis zurück. Für dieses Buch haben wir die aktuelle Forschung gesichtet, um unsere Empfehlungen mit den neuesten Studienergebnissen belegen zu können. Dies erleichtert Ihnen auch die Zusammenarbeit mit Ihrem Arzt. Während einer Krebstherapie ist er Ihr erster Ansprechpartner, wenn es um Ihre Gesundheit geht. Von allen therapeutischen Maßnahmen, die Sie neben seinen Therapieempfehlungen anwenden, sollte er in Kenntnis gesetzt werden. Unserer Erfahrung nach sind mittlerweile viele Ärzte für die Möglichkeiten der Naturheilkunde aufgeschlossen. Vor allem, wenn diese ihre Wirksamkeit und Unbedenklichkeit in Studien bewiesen haben.

Zu den Möglichkeiten der Naturheilkunde bei Krebs wird viel geforscht. Laufend werden neue Ergebnisse veröffentlicht. Wir möchten Sie auch in Zukunft darüber informieren. Werfen Sie hierfür einen Blick auf www.naturheilkunde-krebs.de. Auf dieser Seite betreiben wir einen Blog, der die Informationen aus diesem Buch ergänzt. Wir kommentieren dort unter anderem neue Studienergebnisse, die für Sie relevant sind.

Die Naturheilkunde hat sich weltweit als wertvolle Ergänzung zur Schulmedizin bei Krebserkrankungen etabliert. Wo die Schulmedizin auf ihre Grenzen trifft, bietet sie wertvolle Lösungsvorschläge.

Davon sollen nun auch Sie profitieren. Wir wünschen Ihnen eine anregende Lektüre und alles Gute für Ihre Gesundheit.

Heilpraktiker Anne Wanitschek und Sebastian Vigl

! Der Blog zum Buch: www. naturheilkunde-krebs.de

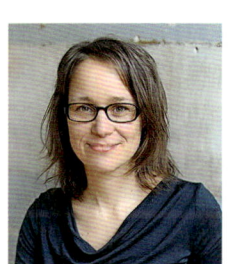

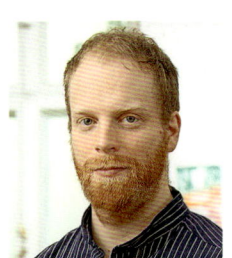

GELEITWORT

von Dr. med. György Irmey, Ärztlicher Direktor der Gesellschaft
für Biologische Krebsabwehr e.V. Heidelberg, www.biokrebs.de

Liebe Leser,

mit naturheilkundlichen Maßnahmen können Krebskranke wirksam und selbstbestimmt aktiv werden und Heilprozesse in ihrem Organismus sinnvoll unterstützen. Die Begegnung mit einem hochkomplexen Krankheitsbild wie es die Krebserkrankung weiterhin darstellt, ist auch heute eine riesen Herausforderung für Betroffene wie alle therapeutisch Tätigen. Gerade in Anbetracht der Vielfalt des Angebotes an therapeutischen Möglichkeiten in allen Bereichen innerhalb und außerhalb der Medizin erfordert es wirklich individuelle und persönliche Vorgehensweisen. Das vorliegende Buch zeigt vielfältige Ansätze für eine wirksame Unterstützung mit den Möglichkeiten der Naturheilkunde auf.

„Richte deinen Blick nicht immer auf deine kranken Körperteile, auch deine gesunden Organe brauchen deine Aufmerksamkeit", sagt zu Recht mein Kollege Dr. Ebo Rau, der selbst vor über 20 Jahren von einer damals schweren Bauchspeicheldrüsenkrebserkrankung betroffen war. Wenn wir das Gesunde und die gesunden Ressourcen in uns nicht würdigen, machen wir es uns schwer, dem Krankmachenden in uns angemessen zu begegnen. Es ist so wichtig, den vielen negativen Informationen, die im Zusammenhang mit der Erkrankung auf Betroffene einstürmen, positive Impulse entgegen zu setzen. Betroffene brauchen Ankerpunkte, um für sich tätig werden zu können. Dabei geht es nicht nur um die Entwicklung einer richtigen Therapiestrategie. Auch der inneren Stimme oder dem inneren Arzt gilt es, mehr Bedeutung beizumessen. Die Selbstheilungskräfte werden in ihren Möglichkeiten von der Medizin unterschätzt. Noch immer wird seitens der konventionellen Medizin oft bestritten, dass Patienten selbst zu ihrer Heilung beitragen können. Dabei liegt in jedem einzelnen Menschen ein Potenzial, das bei weitem nicht ausgeschöpft wird. Vertrauen zu entwickeln in eine Therapie oder zu einem Therapeuten, ist für die Aktivierung der köpereigenen Heilkräfte manchmal wichtiger als die Suche nach immer neuen oder vielfältigeren Möglichkeiten der Behandlung. Ohne den Sonnenstrahl von innen kann kein therapeutischer Samen wachsen.

Ob in der wissenschaftlichen Medizin, der Naturheilkunde oder einer spirituell orientierten Medizin – überall wirken Menschen, mit all ihren Stärken und Schwächen. Daher ist es grundsätzlich für alle Patienten wichtig, in unserem technisch so modernen und hochgerüsteten Gesundheitssystem immer wieder die Stimmigkeit und persönliche Wertigkeit der eingeleiteten Maßnahmen für sich kritisch zu prüfen. Es geht nicht mehr um ein „entweder – oder" von schulmedizinischen oder biologischen Maßnahmen, sondern um ein individuell unterschiedliches Maß an „sowohl – als auch". Lassen Sie sich bitte von Ärzten oder Therapeuten nicht unter Druck setzen. Diese Aussage ist leicht geschrieben, in einer konkreten Situation jedoch nicht einfach umzusetzen. Um eine Tatsache kommt aber kein Betroffener herum: Geduld zu lernen und sich wirklich Zeit zu nehmen für den Heilungsprozess, um eine Erkrankung mit ihren vielen Facetten aufzuarbeiten.

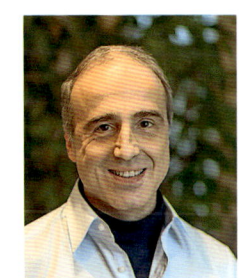

Gewinnen Sie neuen Mut und neue Hoffnung bei der Bewältigung Ihrer Erkrankung und unterstützen Sie Ihren Heilungsprozess mit einer persönlichen Auswahl der in diesem Buch beschriebenen sinnvollen Methoden der Naturheilkunde. Setzen Sie die für Sie passenden praktischen Hinweise mit Freude im Herzen um.

Heidelberg, im Juli 2017
Dr. med. György Irmey

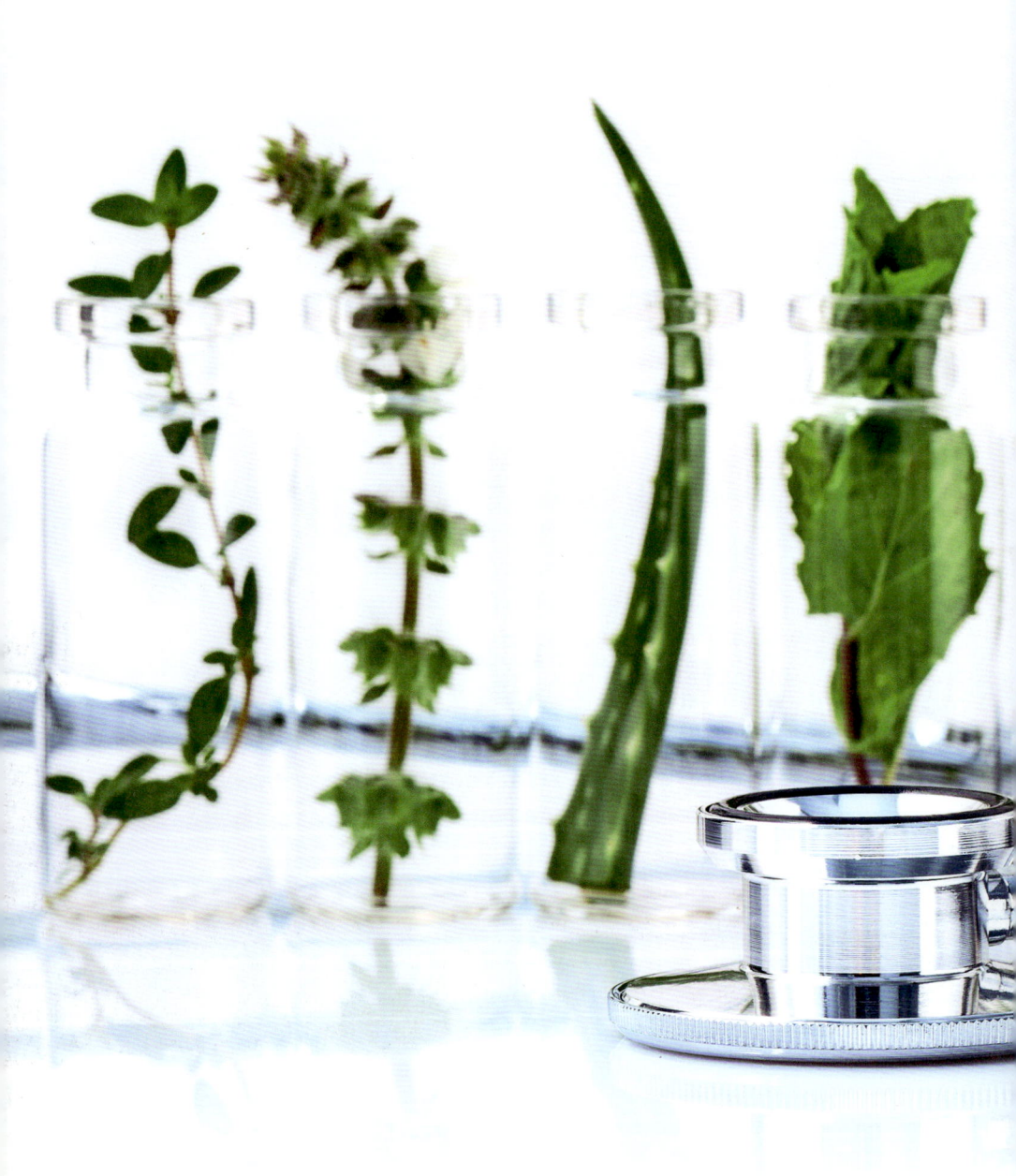

DER KOMPLEMENTÄRE ANSATZ: NATURHEILKUNDE ALS ERGÄNZUNG ZUR SCHULMEDIZIN

Schulmedizin und Naturheilkunde sind keine verfeindeten Lehren. Ganz im Gegenteil. Bei vielen Erkrankungen gehen sie mittlerweile Hand in Hand. Besonders Krebspatienten können von der Zusammenarbeit beider Disziplinen profitieren. Richtig angewandt, greifen Schulmedizin und Naturheilkunde wie zwei Puzzleteile ineinander. Sie können auf verschiedenen Wegen voneinander profitieren. Wussten Sie zum Beispiel, dass viele der schulmedizinischen Chemotherapeutika pflanzlichen Ursprungs sind?

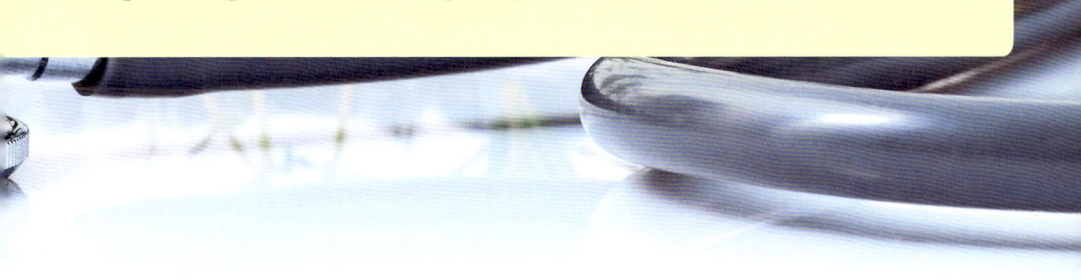

Die Kombination aus Schulmedizin und Naturheilkunde

Die Fortschritte der Schulmedizin

Die Diagnose Krebs stellt Betroffene und Angehörige vor große Herausforderungen. Ist der anfängliche Schock überwunden, verspüren viele den Wunsch nach der bestmöglichen Behandlung. Die Schulmedizin hat bei der Behandlung von Krebserkrankungen große Fortschritte gemacht. Die Lebenserwartung von Krebspatienten steigt in Deutschland seit Jahren kontinuierlich an. Vor 35 Jahren starben noch mehr als zwei Drittel der Betroffenen an der Erkrankung. 2016 können laut dem „Bericht zum Krebsgeschehen in Deutschland" des Robert Koch Instituts schon sechs von zehn Patienten auf dauerhafte Heilung hoffen. Häufige Krebsarten wie Prostata-, Gebärmutter-, Haut- und Brustkrebs überleben heute deutlich mehr als 80 Prozent der Betroffenen.

> **!**
>
> 2016 können schon fast zwei Drittel der Krebspatienten auf dauerhafte Heilung hoffen.

Dies sind statistische Daten, die einen guten Überblick über die Fortschritte von Krebsfrüherkennung und -behandlung geben. Doch was sagen statistische Daten über die eigenen Chancen aus? Wie der Verlauf einer Erkrankung einzuschätzen ist, muss mit dem eigenen Arzt geklärt werden. Er berücksichtigt hierfür das Stadium einer Erkrankung und die bekannte Wirksamkeit von Behandlungen. Anhand seiner Überlegungen schlägt er ein Behandlungskonzept vor. Als Patient sind Sie am medizinischen Entscheidungsprozess beteiligt. Sie entscheiden gemeinsam mit Ihrem Arzt, welche Therapien durchgeführt werden. Wir empfehlen, eine solche Entscheidung nicht unvorbereitet zu treffen. Eine gute Informationsquelle ist der Krebsinformationsdienst des Deutschen Krebsforschungszentrums (DKFZ). Er bietet individuelle Beratung und eine Fülle von Informationsmaterial. Dazu zählt auch ein Informationsblatt, das Hilfestellungen bei der Behandlungswahl anbietet (siehe Anhang).

> **!**
>
> Der Krebsinformationsdienst des DKFZ beantwortet Fragen zum Leben mit Krebs und zur Krankheitsbewältigung.

Viele Patienten möchten ihre Überlebenschancen erhöhen und die Beschwerden während der Krebserkrankung lindern. Dieser Wunsch bringt sie sehr oft mit der Naturheilkunde in Kontakt.

Naturheilkunde bei Krebs – die Situation in Deutschland

Mehr als die Hälfte der Krebspatienten nutzen hierzulande naturheilkundliche Methoden während oder nach der Krebstherapie. Das zeigen aktuelle Schätzungen. Im Jahr 1990 zählte nur jeder Vierte dazu. Ein Jahrzehnt später, im Jahr 2000, schon jeder Dritte. Aktuelle Erhebungen aus den USA zeigen, dass dort sogar 80 Prozent der Krebspatienten zusätzlich zur schulmedizinischen Therapie weitere Behandlungen in Anspruch nehmen. In China erhalten Krebspatienten in den meisten städtischen Krankenhäusern neben der konventionellen Krebstherapie auch Kräuterrezepte und andere naturheilkundliche Therapien.

> **!**
>
> Mehr als die Hälfte der Krebspatienten nutzen auch naturheilkundliche Methoden.

In Deutschland bieten rund 50 Kliniken und viele Ärzte und Heilpraktiker naturheilkundliche Therapien als Begleitung zur herkömmlichen Krebstherapie an. Entsprechende Adressen sind unter anderem bei der Gesellschaft für Biologische Krebsabwehr (GfBK) zu erfragen (siehe Anhang). Die GfBK ist ein guter Ansprechpartner für Patienten und Angehörige, die sich über die verschiedenen naturheilkundlichen Möglichkeiten bei einer Krebserkrankung informieren möchten. Individuelle medizinische Fragen können mit dem ärztlichen Beratungsdienst besprochen werden.

Komplementäre versus alternative Medizin

Wir sehen die Stärken der Naturheilkunde bei Krebserkrankungen in der Möglichkeit, die klassische schulmedizinische Krebstherapie zu ergänzen. Naturheilkunde, die diesem Zweck dient, kann als komplementäre Medizin (lateinisch complementum = Ergänzungsmittel) bezeichnet werden. Im Gegensatz dazu suggeriert der Begriff „alternative Medizin", dass naturheilkundliche Methoden die Schulmedizin ersetzen und überflüssig machen können. Es existieren zwar Erfahrungsberichte, dass eine rein naturheilkundliche Krebstherapie in Ausnahmefällen erfolgreich war. Diese einzelnen Berichte lassen sich jedoch nicht verallgemeinern. Keine naturheilkundliche Krebstherapie ist bis heute ausreichend erforscht, um sie als wirkliche Alternative zur schulmedizinischen Krebstherapie zu empfehlen.

Von integrativer Medizin spricht man dann, wenn Schulmedizin und komplementäre Medizin in Kombination eingesetzt werden.

Lebensquantität und -qualität

!

Einschränkungen der Lebensqualität während der Krebstherapie können naturheilkundlich behandelt werden.

Das erste Ziel der Schulmedizin ist es, die Lebensdauer zu verlängern. Sie will also die *Quantität* des Lebens vergrößern. Dies soll mit Therapien erreicht werden, die dabei zwangsläufig die *Qualität* des Lebens einschränken. Besonders Chemotherapien gehen mit teilweise erheblichen Nebenwirkungen einher. Hier findet sich schon der erste Ansatz für die Naturheilkunde. Sie ist dazu geeignet, die Lebensqualität von Krebspatienten während einer Krebstherapie zu erhalten und zu fördern. Dies zeigte unter anderem eine 2015 veröffentlichte Studie mit 275 Brustkrebspatientinnen. Sie bekamen begleitend zur Krebstherapie naturheilkundliche Behandlungen im Krankenhaus Meran (Italien). Die Teilnehmerinnen berichteten über eine deutliche Steigerung ihres geistigen und körperlichen Wohlbefindens.

Was darf ich als Patient von der Naturheilkunde erwarten?

In der schulmedizinischen Krebstherapie kommen verschiedene Verfahren zum Einsatz. Dazu zählen die Strahlentherapie, die Chemotherapie, die Operation, die Antihormonbehandlung und die sogenannte gezielte Krebstherapie (engl.: targeted therapy) mit Antikörpern und kleinen Schlüsselmolekülen. Die Erfolgsaussichten der schulmedizinischen Krebstherapie sind bei bestimmten Krebsformen sehr gut. Bei anderen Krebsformen sind bereits in den nächsten Jahren Fortschritte zu erwarten. Auch die Möglichkeiten der Krebs-Früherkennung haben sich verbessert. Je früher eine Krebsdiagnose gestellt werden kann, desto höher sind die Heilungschancen.

Wie alle medizinischen Maßnahmen hat auch die schulmedizinische Krebstherapie ihre Grenzen. Dort, wo die Grenzen der Schulmedizin liegen, setzt die Naturheilkunde an.

!

Die schulmedizinische Krebstherapie kann durch naturheilkundliche Maßnahmen sinnvoll ergänzt werden.

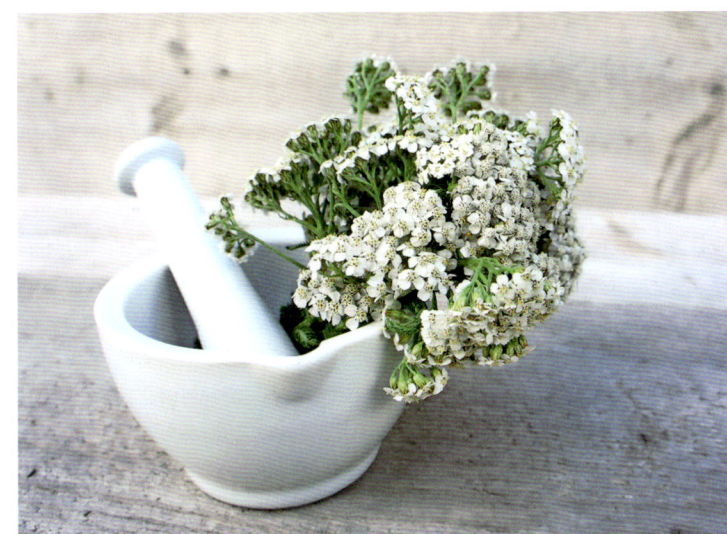

Naturheilkundliche Medikamente stärken die Selbstheilungskräfte des Patienten.

GRENZEN DER SCHULMEDIZIN	ERGÄNZUNGSMÖGLICHKEITEN DURCH DIE NATURHEILKUNDE
Sie ist nicht in allen Fällen erfolgreich.	Sie kann sich günstig auf die Prognose der Krebserkrankung auswirken und im Zusammenspiel mit der schulmedizinischen Krebstherapie deren Erfolgsaussichten steigern.
Sie geht oft mit erheblichen Nebenwirkungen einher.	Sie kann die Nebenwirkungen der schulmedizinischen Krebstherapie abmildern. Damit beschäftigt sich das Kapitel „Nebenwirkungen von Krebstherapien naturheilkundlich behandeln" in diesem Buch.
Aggressive Therapien wie die Chemotherapie können Leber und Niere belasten. Dies kann die Einnahme zusätzlicher schulmedizinischer Medikamente erschweren.	Naturheilkundliche Medikamente stellen meist keine zusätzliche Belastung für die Organsysteme Leber und Niere dar. Daher eignen sie sich, um die Nebenwirkungen der Krebstherapie zu behandeln.
Sie vertritt meist eine sehr einseitige Sicht auf den Patienten. Bestimmte Bedürfnisse und Beschwerden können nicht immer berücksichtigt werden. Der Patient fühlt sich dann auf seine Krankheit reduziert.	Sie vertritt eine ganzheitliche Sicht auf den Patienten. Der Mensch ist mehr als „sein Körper": Auch seine mentalen, emotionalen und spirituellen Eigenheiten haben Auswirkung auf seine Gesundheit. Deshalb werden auch sie in einem ganzheitlichen naturheilkundlichen Behandlungskonzept und in diesem Buch berücksichtigt.
Sie drängt den Patienten in die Passivität. Seine eigene Gesundheit hängt anscheinend nicht mehr von ihm, sondern von den Entscheidungen der Ärzte ab.	Handeln, statt nur behandelt zu werden. Die Naturheilkunde erlaubt dem Patienten, selbst aktiv zu werden und zu seiner Genesung beizutragen. Hierfür geben wir Ihnen im Kapitel „Mit Naturheilkunde aktiv zur Genesung beitragen" ausführliche Hinweise.
Sie bekämpft meist nur das, was den Patienten krankmacht.	Sie kann auch das berücksichtigen, was den Patienten gesundmacht. Naturheilkunde berücksichtigt und kräftigt die Selbstheilungskräfte des Patienten.
Nach dem Ende der Krebstherapie gilt es, die Nachsorgeuntersuchungen abzuwarten. In dieser Zeit wird der Patient meist nicht mehr therapeutisch betreut.	Sie kann auch zur Nachsorge nach erfolgter Krebstherapie eingesetzt werden.

Naturheilkunde bei Krebs: rege Forschung

Das große Potenzial der Naturheilkunde bei Krebserkrankung hat die Forschung schon lange entdeckt. Wussten Sie, dass viele der heutigen Chemotherapeutika pflanzlichen Ursprungs sind? Dazu zählen zum Beispiel die sogenannten Mitosehemmer, zu denen die Vinca-Alkaloide und die Taxane gehören. Erstere sind künstlich nachgebaute Pflanzeninhaltsstoffe der Immergrün-Pflanzen. Auch das kleine Immergrün (Vinca minor), das bei uns häufig zu sehen ist, weist Vinca-Alkaloide auf. Taxane sind veränderte Inhaltsstoffe der europäischen Eibe (Taxus baccata). Die sogenannten Topoisomerase-Hemmer sind ebenfalls pflanzlichen Ursprungs. Die Topoisomerase-I-Hemmer gehen auf die Inhaltsstoffe des Happy-Tree (Camptotheca acuminata), die Topoisomerase-II-Hemmer auf jene des amerikanischen Maiapfels (Podophyllum peltatum) zurück.

> **!**
> Viele gängige Chemotherapeutika sind pflanzlichen Ursprungs.

Taxane sind viel verwendete Chemotherapeutika. Sie sind einem Giftstoff der europäischen Eibe nachempfunden.

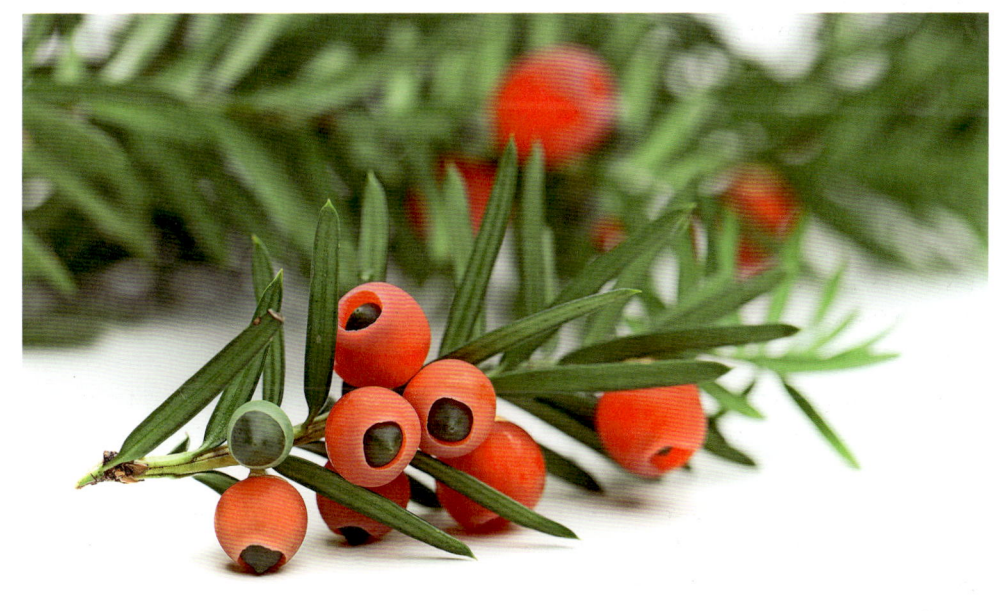

!

Die meisten
Behandlungsvor-
schläge aus diesem
Buch stützen sich
auf aktuelle
Studienergebnisse.

So verwundert es nicht, dass die moderne Forschung weitere naturheilkundliche Behandlungsmethoden und Wirkstoffe untersucht. Sie überprüft ihre Wirksamkeit gegen den Krebs oder gegen die Nebenwirkungen der Krebstherapie. Von dieser Forschung können Sie profitieren. In diesem Buch haben wir, aus unserer Sicht, die aussichtsreichsten naturheilkundlichen Konzepte zusammengestellt. Wo dies möglich ist, belegen wir unsere Entscheidungen mit den neuesten Studien. Das erleichtert Ihnen

Sind Selbstheilungskräfte der innere Arzt?

Viele naturheilkundliche Ansätze stärken die sogenannten Selbstheilungskräfte eines Krebspatienten. Doch was sind diese Selbstheilungskräfte?

Jede Sekunde erneuert und repariert sich der menschliche Körper. Allein bei der Haut müssen jeden Tag eine Milliarde Zellen ersetzt werden. Pro Sekunde sprudeln zwei Millionen neue rote Blutkörperchen aus dem Knochenmark. In derselben Zeit muss die gleiche Anzahl alter Blutkörperchen erkannt und abgebaut werden. Bei den vielen Erneuerungsprozessen kann schnell etwas schiefgehen. Deshalb überwacht der Körper genau die Abläufe und schreitet schnell ein, wenn es zu Störungen oder Fehlfunktionen kommt. Meist bekommen wir davon nichts mit. Bei Verletzungen lassen sich die Selbstheilungskräfte beobachten. Wie durch Zauberhand wachsen Hautwunden und gebrochene Knochen wieder zusammen.

Unter dem Begriff „Selbstheilungskräfte" können alle körperlichen Vorgänge verstanden werden, die den Status der Unversehrtheit und Gesundheit aufrechterhalten. Daran hat vor allem – auch bei Krebserkrankungen – das Abwehrsystem einen großen Anteil. Schließlich ist es in der Lage, Krebszellen zu erkennen und unschädlich zu machen. Eine wichtige Zielsetzung der Naturheilkunde ist es deshalb, das Abwehrsystem von Krebspatienten zu aktivieren. Im Verbund mit anderen schulmedizinischen und naturheilkundlichen Maßnahmen kann das zur Genesung beitragen.

das Gespräch mit Ihrem Arzt. Anhand der zitierten Studien kann er die Wirksamkeit und Unbedenklichkeit unserer Empfehlungen nachprüfen.

Unser Tipp: Unter www.naturheilkunde-krebs.de finden Sie den Blog zu diesem Buch. Wir kommentieren dort die neuesten Forschungsergebnisse, die für Sie relevant sind. Daneben finden Sie dort auch interessante Interviews und Hintergrundinformationen zu den Möglichkeiten der Naturheilkunde bei Krebs.

Das Geschäft mit der Angst

Zu den Möglichkeiten der Naturheilkunde bei Krebs zirkulieren leider viele nicht gesicherte und unseriöse Informationen. Hinter vielen steckt bloße Geschäftemacherei. Krebspatienten befinden sich aufgrund der Schwere der Diagnose in einem Ausnahmezustand. Unseriöse Angebote, die oft mit Heilversprechen gekoppelt sind, versuchen diese Not auszunutzen. Im besten Fall sind derartige Angebote „nur" kostspielig und wirkungslos. Im schlimmsten Fall können sie jedoch zur Gefahr für Ihre Gesundheit werden.

Auch unsere Patienten sprechen uns immer wieder auf angebliche Wundermittel an, über die sie meist im Netz gelesen haben. Nicht selten handelt es sich dabei um unseriöse Meldungen, deren Wahrheitsgehalt und Aussagekraft rasch überprüft werden können. Auch Sie sind in der Lage, Fake News und irreführende Heilversprechen im Internet zu erkennen. Im Anhang finden Sie den Link zu einer Checkliste, mit der Sie selbst die Seriosität von Gesundheitsinformationen im Netz beurteilen können.

> **!**
>
> Checklisten helfen Ihnen, unseriöse Informationen im Netz zu enttarnen.

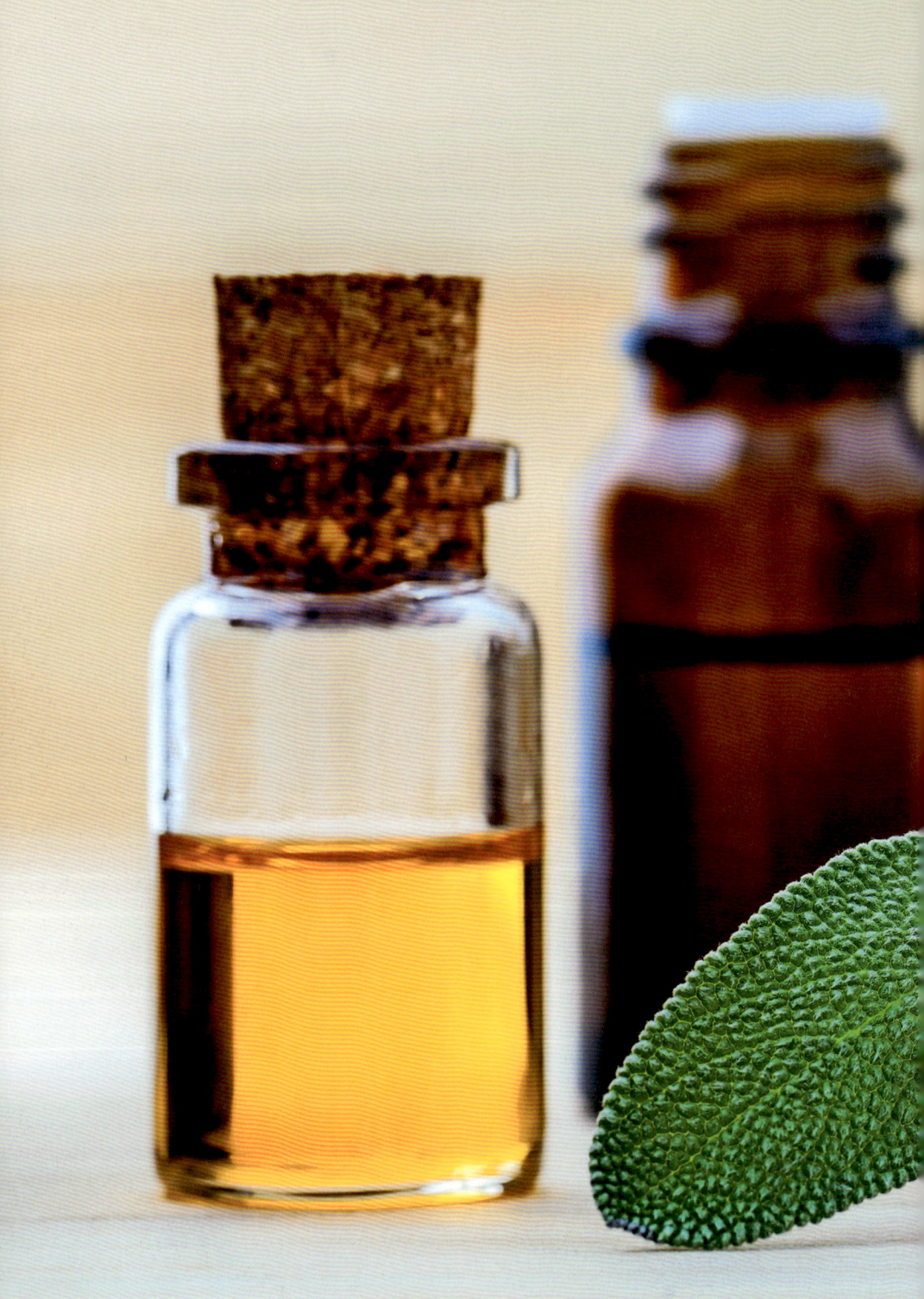

MIT NATURHEILKUNDE AKTIV ZUR GENESUNG BEITRAGEN

Wir empfehlen Ihnen in diesem Ratgeber ein naturheilkundliches Konzept, das Ihre Selbstheilungskräfte anregt und die Prognose beeinflussen kann. Es beinhaltet wirksame Anti-Krebs-Arzneien wie Vitamin D, Selen und Arzneipilze. Daneben spielen auch Ernährung, körperliche Aktivität und psychische Unterstützung eine Rolle. Schon kleine Änderungen Ihres persönlichen Lebensstils erschweren das Wachstum eines Tumors. Sie werden erstaunt sein, dass Sie mit diesen sogar Operationen am genetischen Code einer Krebszelle vornehmen können.

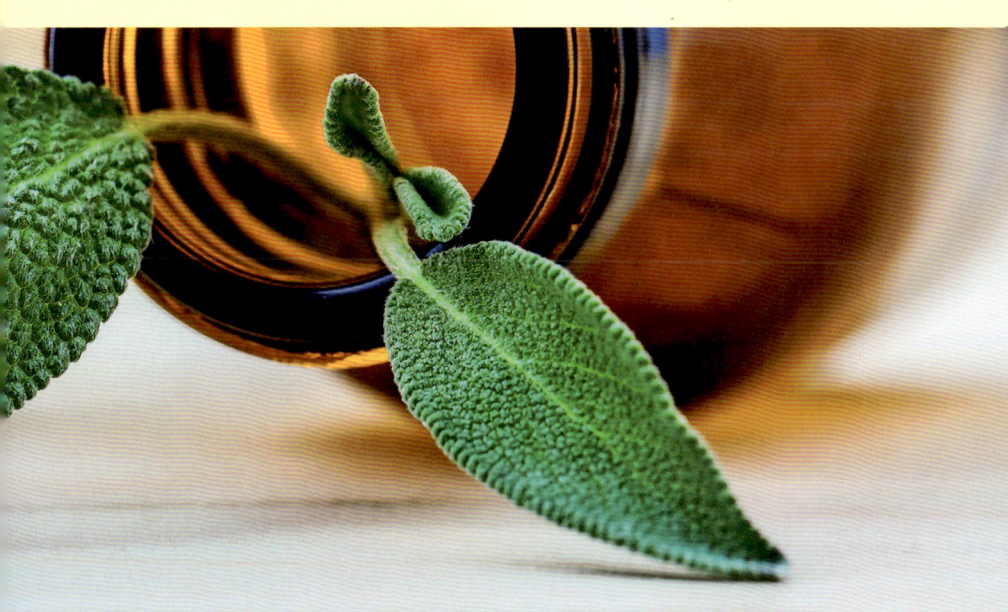

Der Einfluss des Lebensstils

!

Der Lebensstil kann nicht nur das Krebsrisiko, sondern auch den Verlauf einer Krebserkrankung beeinflussen.

Unser Lebensstil beeinflusst unsere Gesundheit. Schätzungen der Weltgesundheitsorganisation WHO zufolge gehen rund ein Drittel der Krebserkrankungen in der westlichen Welt auf ungesunde Ernährung und Bewegungsmangel zurück. Laut der Professorin Cornelia Ulrich vom Deutschen Krebsforschungszentrum (DKFZ) werden 50 bis 70 Prozent aller Krebserkrankungen durch den persönlichen Lebensstil beeinflusst. Die Art, wie wir leben, hat jedoch nicht nur Auswirkungen auf unser Risiko, an Krebs zu erkranken. Sie beeinflusst auch die Prognose einer Krebserkrankung. Dies konnte 2005 eine Forschungsgruppe des amerikanischen Mediziners Dean Ornish nachweisen. Änderungen der Lebensgewohnheiten gingen bei Patienten mit Prostatakrebs mit einer Senkung der Tumormasse und der Tumormarker einher.

Wer seinen Lebensstil ändert, beeinflusst auf verschiedenen Wegen den Verlauf einer Krebserkrankung. Gesunde Ernährung, Bewegung und Stress-Management erhöhen zum Beispiel die Effektivität unseres Abwehrsystems. Dieses ist unsere wichtigste Waffe gegen den Krebs. Eine gesunde Ernährung versorgt den Körper mit ausreichend Vitalstoffen, die gesunde Zellen schützen und den Krebszellen schaden können.

!

Ein gesunder Lebensstil beeinflusst die Gene, mit denen die Krebszellen ihr Überleben sichern.

Daneben führen Änderungen des Lebensstils auch zu entscheidenden Beeinflussungen unserer Gene. Über die Gene steuert die Krebszelle ihre Entstehung, ihr Wachstum und ihre Verbreitung. Dies kann ihr durch einen entsprechenden Lebensstil erschwert werden. Die neuesten Erkenntnisse der Epigenetik zeigen das.

Der Zauber der Epigenetik und der Jungbrunnen der Telomere

Gene beeinflussen unser Leben: Sie sind für unser Aussehen, unsere Intelligenz und unseren Charakter mitverantwortlich. Sie haben auch Einfluss darauf, für welche Krankheiten wir anfällig sind. Sind wir unseren Genen ausgeliefert? Nein, wir haben auch ein Wörtchen mitzureden! Denn unser Leben wirkt auf unsere Gene ein. Die Einflüsse unserer Umwelt und unser Verhalten steuern die Aktivität unserer Gene. Sie beeinflussen, welche Gene aktiv sind und welche ruhen. Dieses Phänomen wird Epigenetik genannt.

> **!**
> Genetik: Gene beeinflussen unser Leben. Epigenetik: Unser Leben beeinflusst die Gene.

In der Krebstherapie spielt die Epigenetik eine immer größere Rolle. Schließlich lassen sich mit ihr gute Gene einschalten – und „böse" abstellen. Zu den „bösen" zählen zum Beispiel die sogenannten Krebs-Gene, die eine Krebszelle ungehindert wachsen lassen.

Wenn Sie Ihren Lebensstil ändern, beeinflussen Sie über die Epigenetik auch die Aktivität Ihrer Gene. Der bereits erwähnte Forscher Dean Ornish wollte es genau wissen. Er verordnete Patienten mit Prostatakrebs einen gesunden Lebensstil mit Bewegung und gesunder, gemüsereicher Ernährung. Bereits nach drei Monaten hatten sich 400 Gene von Prostatazellen stummgeschaltet. Darunter auch etliche Krebs-Gene, wie in der entsprechenden Publikation aus dem Jahre 2008 zu lesen ist.

> **!**
> Gesunde Ernährung, Stress-Management und Bewegung können die gefürchteten Krebs-Gene zum Schweigen bringen.

Fünf Jahre später veröffentlichte die Forschergruppe um Dean Ornish weitere Untersuchungen. Die Forscher beobachteten, dass ein gesunder Lebensstil die sogenannten Telomere wachsen lässt. Bei den Telomeren handelt es sich um die Endstücke unseres Erbguts. Dort beugen sie wie Schutzkappen Schaden am Erbgut vor. Bei jeder Zellteilung nutzen sie sich ein wenig ab. Wie alt wir werden können, hängt von der Länge unserer Telomere ab. Obwohl das Enzym Telomerase ständig die Telomere erneuert, nimmt ihre Länge mit zunehmendem Alter ab. Die Länge der

!

Die Länge der sogenannten Telomere hat Auswirkungen auf die Überlebenschancen.

Telomere entspricht also der Regenerationsfähigkeit unserer Zellen. Dean Ornish entdeckte, dass ein gesunder Lebensstil bei Krebspatienten schon nach drei Monaten die Aktivität des Reparatur-Enzyms Telomerase erhöhen kann. Nach drei Jahren ließen sich bereits deutliche Längenzuwachse der Telomere verzeichnen. Eine gute Nachricht für Krebspatienten! Wie man heute bereits weiß, hat die Länge der Telomere und die Aktivität der Telomerase Einfluss auf die Prognose einer Krebserkrankung. Patienten mit längeren Telomeren haben ein deutlich geringeres Risiko, an einer Krebserkrankung zu versterben.

Anti-Krebs-Gene aktivieren mit Sencha-Tee
Krebszellen manipulieren die Aktivität spezifischer Gene, um unkontrolliert zu wachsen. Dies kann durch einen Stoff, dem sogenannten Epigallocatechin-3-Gallat (EGCG), rückgängig gemacht werden. Zudem aktiviert er ein Gen, das für die Herstellung von krebswidrigen Substanzen verantwortlich ist. EGCG findet sich in großen Mengen im japanischen Sencha-Tee. Deswegen empfehlen wir ihn auch unseren Krebspatienten. Für eine optimale Wirkung trinken Sie 2- bis 3-mal täglich eine Tasse frisch gebrühten Sencha-Tee. Übergießen Sie hierfür einen halben TL Sencha-Tee mit ¼ Liter heißem Wasser und lassen ihn 10 Minuten lang ziehen. Die richtige Temperatur des Wassers erhalten Sie, indem Sie es nach dem Sieden zunächst zwei Minuten abkühlen lassen.

Kaufen Sie japanische Sencha-Tees, die hinsichtlich einer möglichen Belastung mit Radioaktivität und Pesitiziden in deutschen Laboren getestet wurden.

Die vier Säulen unseres Anti-Krebs-Programms

Nun möchten wir Ihnen zeigen, wie Sie selbst aktiv werden und die Krankheit beeinflussen können. Aufgrund unserer bisherigen Erfahrungen und den aktuellen Erkenntnissen der Forschung gliedert sich unser Anti-Krebs-Programm in vier Bereiche:

1. Körperliche Bewegung
2. Richtige Ernährung während einer Krebserkrankung
3. Seelische Unterstützung und Stress-Management
4. Die Einnahme von Selen, Vitamin D und Arzneipilzen

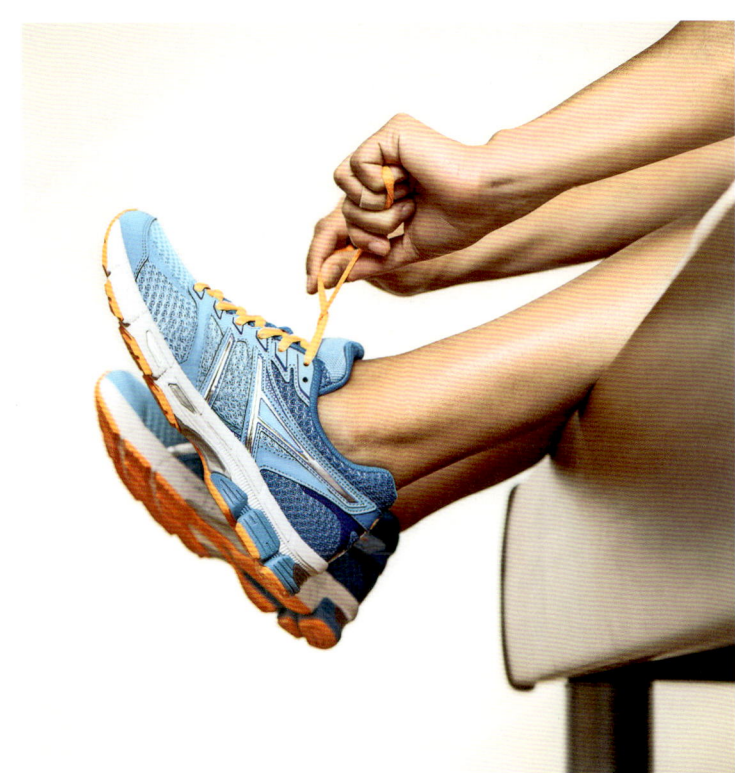

Wer sich nach einer Krebstherapie fit hält, reduziert das Risiko, einen Rückfall zu erleiden.

Bewegung für Schwung im Heilungsprozess

!

Sportliche Betätigung und Bewegung gehören zu unserem ganzheitlichen Behandlungskonzept. Während einer Krebstherapie helfen sie, den Lebenswillen, das Selbstvertrauen und das Abwehrsystem zu stärken. Zusätzlich bauen sportliche Betätigungen Spannungen und Erschöpfung ab und setzen Ihre Glückshormone frei. Diese positiven Effekte treten dann auf, wenn Ihr Sportprogramm dem jeweiligen Stadium Ihrer Krankheit und der Krebstherapie angepasst ist. Sprechen Sie sich daher mit Ihrem Arzt ab, welches Maß an körperlicher Aktivität Sie sich zutrauen können.

Sportliche Betätigung hilft, wenn sie Spaß macht und nicht zu Überanstrengung führt.

Ist eine Krebstherapie abgeschlossen, kann Sport dazu führen, dass Rückfälle seltener eintreten. Das zeigte eine Studie, bei der Frauen viermal pro Woche 40 Minuten joggten. Sie erlitten deutlich weniger Rückfälle als eine Vergleichsgruppe, die sich nicht sportlich betätigte.

Mit Biss gegen den Krebs: die Wirkungen einer Ernährungsumstellung

!

Für Krebspatienten hat die Ernährung einen hohen Stellenwert. Die täglichen Mahlzeiten sollen die Lebensqualität erhalten und ausreichend Energien für den Kampf gegen den Krebs liefern. Die Auswahl der Lebensmittel hat bewiesenermaßen einen Einfluss auf den Verlauf einer Krebserkrankung. Vorsicht ist jedoch bei sogenannten „Krebsdiäten" geboten, die eine Heilung mit Hilfe der richtigen Ernährungseinschränkung versprechen. Denn jede Krebserkrankung verläuft anders. Mancher Krebspatient magert stark ab, andere Patienten nehmen an Gewicht zu. Eine einseitige Reduzierung der Ernährung kann eine oft auftretende starke Abmagerung (Tumorkachexie) beschleunigen. Dies kann bedrohliche Folgen haben. Die Tumorkachexie zählt zu den häufigsten Todesursachen bei Krebspatienten.

Eine starke oder einseitige Reduzierung der Ernährung kann bedrohliche Folgen haben.

Die Krebserkrankung und die Krebstherapien verbrauchen viel Energie. Der Energiebedarf kann im Vergleich zu Gesunden bei Krebspatienten um 75 Prozent steigen. Sie sollten daher überprüfen, ob der gestiegene Bedarf durch Ihre Ernährungsweise gedeckt wird. Dafür ist der Body-Mass-Index (BMI) nützlich. Kontrollieren Sie regelmäßig Ihren BMI anhand der folgenden Tabelle.

!

Krebspatienten haben im Vergleich zu Gesunden einen deutlich höheren Energiebedarf.

KÖRPER- GEWICHT IN KG	KÖRPERGRÖSSE IN CM													
	135	140	145	150	155	160	165	170	175	180	185	190	195	200
110	60	56	52	48	45	43	40	38	36	34	32	30	29	27
105	57	53	50	46	43	41	38	36	34	32	31	29	28	26
100	55	51	47	44	41	39	37	34	33	31	29	28	26	25
95	52	48	45	42	39	37	35	33	31	29	28	26	25	24
90	49	46	43	40	37	35	33	31	29	28	26	25	24	23
85	46	43	40	38	35	33	31	39	28	26	25	24	22	21
80	44	41	38	35	33	31	29	28	26	25	23	22	21	20
75	41	38	35	33	31	29	28	26	25	23	22	21	20	18
70	38	35	33	31	29	27	26	24	23	22	21	20	19	18
65	35	33	31	29	27	26	24	23	21	20	19	18	17	16
60	33	30	28	27	25	24	22	21	20	19	18	17	16	15
55	30	28	26	25	23	22	20	19	18	17	16	16	15	14
50	27	25	23	22	21	20	19	18	17	16	15	14	13	13
45	24	23	21	20	19	18	17	16	15	14	14	13	12	12
40	22	20	19	17	16	15	14	14	13	12	11	11	10	10
35	19	18	16	15	14	13	13	12	11	11	10	9	9	9

Gelb: Untergewicht. Grün: Normalgewicht. Orange: Übergewicht. Rot: Adipositas.

Die gesundheitsfördernde Ernährungsweise bei Krebs

Wir wollen Ihnen in diesem Buch konkrete Ratschläge geben, bei deren Berücksichtigung kein Patient Schaden nehmen kann. Eine auf Ihre persönliche Verfassung abgestimmte Ernährungsberatung können wir jedoch nicht bieten. Sie können über einen Link im Anhang Ansprechpartner finden, die Ihnen eine individuelle und seriöse Beratung bieten können.

Krebszellen sind Schleckermäuler

Krebszellen mögen es süß. Für ihr ungehemmtes Wachstum benötigen sie jede Menge Energie und Baustoffe. In erster Linie bevorzugen sie Zucker. Denn im Gegensatz zu normalen Zellen können viele Krebszellen keine Fette und Eiweiße verstoffwechseln. Doch da die Kraftwerke der Krebszellen, die Mitochondrien, defekt sind, können sie den Zucker nicht wie normale Zellen verbrennen. Sie lassen ihn vergären, wobei Milchsäure entsteht. Diese schädigt umliegendes Gewebe, was das Wachstum der Krebszellen und die Bildung von Metastasen erleichtert. Zudem schützt die Milchsäure die Krebszelle vor den Angriffen des Abwehrsystems.

Aus diesem Grund ist es ratsam, den Zuckerkonsum während einer Krebserkrankung zu reduzieren. Ein kompletter Verzicht auf kohlenhydratreiche Nahrungsmittel wird bei der ketogenen Diät vollzogen. Deren möglicher Nutzen konnte bis heute noch nicht abschließend geklärt werden. Eine ketogene Diät sollte immer mit dem Arzt abgesprochen sein.

Aufgrund unserer Erfahrung und dem bisherigen Wissensstand empfehlen wir Ihnen eine Umstellung auf folgende Ernährungsweise.

Davon essen Sie sich satt	Obst, Gemüse (frisch und milchsauer eingelegt), Nüsse, Getreide, Vollkornprodukte
Wichtige Eiweißquellen zum Genießen (sollten ca. 20 Prozent der Nahrung ausmachen)	Fisch, Ei, Hülsenfrüchte, Tofu, Milchprodukte, Fleisch (lieber wenig und mager)
Fette	Lieber hochwertige Pflanzenfette (besonders Leinöl) als tierische Fette
Was oft nützlich ist	Sich Zeit lassen beim Essen; ausreichend kauen; selber kochen statt Fertiggerichte; frische Zutaten statt Konserven; abwechslungsreiche Mahlzeiten; mehrere kleine Mahlzeiten am Tag. Zum Süßen natürliche Zuckerersatzstoffe wie Kokosblütenzucker, Birkenzucker (Xylit) oder Stevia verwenden
Eingeschränkt werden sollten	Gegrillte, stark gesalzene oder geräucherte Lebensmittel, starker Zuckerkonsum, Fast-Food, Fertigprodukte mit künstlichen Zusatzstoffen, tierische Fette
Bitte meiden	Alkohol, Nikotin, schimmlige Lebensmittel

Das Ziel der Ernährungsumstellung ist eine abwechslungsreiche Vollwerternährung mit einem hohen Gemüseanteil. Um dies zu erreichen, sind folgende Hinweise nützlich:

- Stellen Sie Ihre Ernährung langsam und schrittweise um.
- Greifen Sie häufiger zu pflanzlichen denn zu tierischen Eiweißquellen.
- Beginnen Sie den Tag mit einem kräftigenden Frühstück. Besonders geeignet sind Porridge oder Müsli. Für Müslis können Sie Getreide wie Dinkel oder Weizen in einem Keimgerät keimen lassen.
- Verzichten Sie abends auf Rohkost und große Mengen Brot. Sehr bekömmlich sind gekochtes Gemüse, Suppen oder Kartoffeln. Starten Sie Ihr Mittagessen lieber mit einem kleinen Teller Rohkost.

!

Nutzen Sie die Ernährungsumstellung als eine Quelle für Lebensfreude und Energie.

> **!**
>
> Stellen Sie Ihre Essensgewohnheiten langsam um. So bleiben Sie motiviert.

> **!**
>
> Krebszellen mögen keine Farben. Verzehren Sie deshalb buntes Gemüse und Obst!

- Für Zwischenmahlzeiten eignen sich Nüsse, Trockenfrüchte und Obst.
- Sorgen Sie für Farben auf dem Teller! Farbintensive Gemüse wie zum Beispiel Karotte, rote Bete, Süßkartoffel, Mangold, Radicchio, Tomate oder Grünkohl sind reich an pflanzlichen Farbstoffen. Diese haben schützende Effekte bei einer Krebserkrankung (s. u.).
- Lernen Sie die Zubereitung Ihrer Speisen genießen. Dies gelingt zum Beispiel mit inspirierenden Kochbüchern.

Bunt essen – Farbe zeigen gegen Krebs

Krebszellen hätten am liebsten farbloses Essen. Denn die meisten natürlichen Farbstoffe machen ihnen das Leben schwer. Dazu zählen unter anderem der rote Farbstoff Lycopin aus der Tomate, das orangene Carotin aus Karotten, das rote Betanin aus der roten Bete und das gelbe Curcumin aus der Kurkuma. Natürliche Farbstoffe stören die Abläufe innerhalb einer Krebszelle. Dies kann dazu führen, dass Mechanismen, die der Krebszelle das Überleben sichern, geschwächt werden oder versagen.

Greifen Sie deshalb zu bunten Gemüsen und Obst! Sie enthalten neben wichtigen Farbstoffen meist auch noch weitere krebswidrige Vitalstoffe. Wir haben für Sie die Wichtigsten aufgelistet. An der jeweiligen Einfärbung der Zeile erkennen Sie, welchem Farbspektrum ein Stoff zugeordnet ist.

ANTI-KREBS-STOFF	REICHLICH IN	WEITERE VORKOMMEN
Lycopin	Tomatenmark	Tomate, Wassermelone
Betanin	Rote Bete	Feigenkaktusfrucht
Curcumin	Kurkuma	
Isoflavone*	Sojabohne, Miso	Tofu, Bohnen, Erbsen, Granatapfel
Quercetin	Zwiebel, Kaper, Liebstöckel	Grünkohl, Brokkoli, Äpfel, Heidelbeeren, grüne Bohnen, Sanddorn- und Preiselbeeren
Rutin („Vitamin P")	Buchweizen	Apfel, Kakao, Himbeeren, Holunderblüten, Rotwein, schwarzer und grüner Tee, Fenchel
Flavone		Sellerie, Karotte, Artischockenblätter
Citrus-Bioflavonoide	Zitrusfrüchte	
Zeaxanthin	Eigelb, Mais, Orange, Honigmelone, Mango, Paprika (orange)	Trauben, Pfirsich, Zucchini, Goji-Beeren
Lutein	Eigelb, Mais, Trauben, Kürbis, Spinat, Paprika (grün)	Brokkoli, Apfel, Salat, grüne Bohnen, Honigmelone, Rosenkohl, Paprika (rot und orange), Goji-Beeren
Carotine	Karotte, Grünkohl, Brokkoli, Spinat, Süßkartoffel, Fenchel, Löwenzahn	Orangen, Salat, Paprika, Tomate, Mango, Aprikose, Kaki, Goji-Beeren
Crocin	Safran	
Riboflavin	Hefeerzeugnisse, Chlorella-Algen, Spirulina-Algen, Fleisch	Milch, Milchprodukte, Getreide, Speisepilze, Gemüse, Fisch
Chlorophyll	Spinat, Brennnessel, Grünkohl, Feldsalat	Alle grünen Salate und Gemüse

▶▶

ANTI-KREBS-STOFF	REICHLICH IN	WEITERE VORKOMMEN
Anthocyane	Holunderbeeren, Aroniabeeren, schwarze Johannisbeeren, rote Trauben, Rotwein	Brombeeren, Heidelbeeren, Aubergine, Rotkohl, Granatapfel
Catechine wie Epigallocatechingallat (EGCG)	Grüner Tee, dunkle Schokolade, Kakao	Apfel, Birne, Erdbeeren, Pflaume, Brombeeren, Granatapfel
Schwefelhaltige Verbindungen wie Sulforaphan, Allicin, Indol-3-Carbinol	Brokkolisprossen, Knoblauch	Brokkoli, Kohlsorten, Rucola, Kressesorten, Senf, Steckrübe
Lignane*	Leinsamen, Leinöl	Kürbiskerne
Ellagsäure	Granatapfel, Brombeeren	Rotwein, Walnüsse, Goji-Beeren
Ferulasäure	Vollkornprodukte	Beeren, Kaffee, Zitrusfrüchte, Tomate, Spargel, Granatapfel
Beta-Sitosterol	Buchweizen, Sojabohnen, Schwarzkümmel, Weizenkeime	Vollkorngetreide, Kürbiskerne, Cashewnüsse
Enzyme	Papaya, Ananas	
Resveratrol	Rote Trauben, Rotwein	Kakaoprodukte, Pflaumen, Himbeeren, Erdnüsse
Oligomere Proanthocyanidine (OPC)	Rote Trauben, Rotwein, Apfel, Heidelbeeren, Erdbeeren	Kirschen, Apfel- oder Traubensaft

* Isoflavone und Lignane werden zu den sogenannten Phytoöstrogenen gezählt. Sie sollten bei hormonsensitiven Krebsarten nur in Absprache mit dem Arzt in größerer Menge zugeführt werden.

Kaufen Sie Buntes! Besonders wirksam sind Lebensmittel, deren Farbstoffe so kräftig sind, dass sie Schneidebrett oder Kochwasser färben. Dazu zählen unter anderem Rotkohl, Kurkuma, Granatapfel, rote Bete, farbige Beeren oder Tomatenmark.

Powercocktail mit Kurkuma und Tomate

Sowohl das Curcumin aus der Kurkuma als auch das Lycopin aus der Tomate sind zwei wertvolle Naturstoffe. Beide können mithilfe eines schmackhaften Rezeptes dem Körper zugeführt werden.

Mischen Sie mit einem Pürierstab oder Mixer 300 ml Wasser, 4 EL Tomatenmark, 3 EL Leinöl, 3 TL Kurkumapulver mit einer Prise schwarzen Pfeffer und etwas Salz. Das Getränk eignet sich hervorragend als Appetitanreger vor dem Essen und sollte maximal einmal täglich konsumiert werden.

Kurkuma sollte in der Küche von Krebspatienten nicht fehlen.

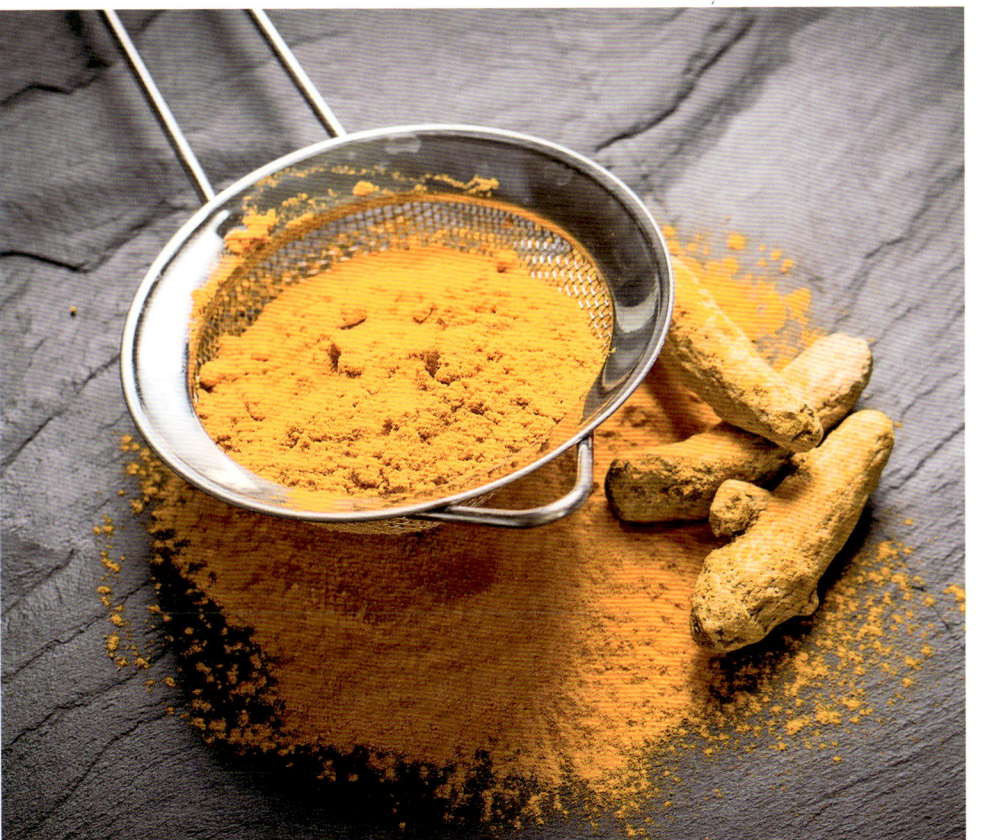

Vermeidung von potenziellen Schadstoffen: Lebensmittel, Trinkwasser, Kosmetik

!

Eine gesunde Ernährung bei Krebs: Mehr Vitalstoffe, weniger Schadstoffe.

Wenn Sie unseren Ernährungsempfehlungen folgen, versorgen Sie Ihren Körper mit wertvollen Vitalstoffen. Zusätzlich reduzieren Sie eine mögliche Belastung durch chemische Lebensmittelzusatzstoffe und Genussmittel wie Alkohol oder Nikotin.

Daneben möchten wir Ihnen weitere Tipps geben, wie Sie potenzielle Schadstoffe vermeiden können:

- Wer weniger Pestizide zu sich nehmen will, sollte Obst und Gemüse aus ökologischem Anbau beziehen.
- Wasserfilter helfen, die Qualität des Trinkwassers zu verbessern. Gängige Filtersysteme können Schwermetalle wie Blei und Kupfer, Pestizide, Hormone und Medikamentenrückstände aus dem Wasser filtern. Eine Bezugsadresse finden Sie im Anhang.
- Weichmacher verbessern die Eigenschaften vieler Gebrauchsgegenstände aus Plastik. Leider attackieren diverse Weichmacher unseren Hormonhaushalt. Dies sollte generell und besonders bei hormonabhängigen Brust- oder Prostatakrebserkrankungen vermieden werden. Verwenden Sie daher keine PET-Flaschen, sondern Glas- oder BPA-freie Getränkeflaschen.

!

Mit der App ToxFox haben Sie einen kostenlosen Schadstoffexperten an Ihrer Seite.

Nicht nur der Verdauungstrakt, auch die Haut kann Schadstoffe aufnehmen. Wir raten, auf aluminiumhaltige Deos zu verzichten. Dies sollte besonders von Brustkrebspatienten berücksichtigt werden. Welche potenziell gesundheitsschädigenden Stoffe sich noch in Kosmetika finden, ist für Laien schwer nachvollziehbar. Zum Glück gibt es einen kostenlosen Experten, der Sie beim Einkauf begleiten kann. Die App ToxFox zeigt Ihnen an, welche Kosmetika gesundheitlich bedenklich sind. Mit Ihrem Smartphone scannen Sie hierfür einfach den Code eines Produktes. Den kostenlosen Download der App finden Sie unter www.bund.net/themen/chemie/toxfox/.

Ernährung bei Chemo- oder Strahlentherapie

Während aggressiver Krebstherapien ist die Verdauungsleistung des Körpers meist beeinträchtigt. Daher sollten leicht verdauliche Speisen bevorzugt und belastende vermieden werden.

Empfeh-lenswert	Gekochtes, gedünstetes oder mit Dampf gegartes Gemüse, Kartoffeln, Fisch oder Geflügel, Getreidebreie, milchsauer vergorene Säfte
Weniger ratsam	Rohkost, Gebratenes, Blähendes wie Hülsenfrüchte oder Kohlsorten, Weißmehlprodukte, Vollkornprodukte mit grobem Korn, Fast-Food, Fertigprodukte, sehr saure Getränke oder Speisen (auch saures Obst). Grapefruits und Grapefruitsaft könnten die Wirkung von Chemo-therapien beeinflussen und sollten deshalb vermieden werden.

Im weiteren Verlauf dieses Buches werden Sie sehen, wie Vitamin D, Selen und Arzneipilze Ihre gesunden Zellen während den aggressiven Krebstherapien schützen können. Bewährt hat sich auch das Trinken von leicht bitteren Kräutertees. Wir empfehlen Ihnen die folgende Mischung, die Sie so in Kräuterapotheken (siehe Anhang) bestellen können.

- Schafgarbenkraut (Herba Millefolii) 30 Gramm
- Weißdornblüten und -blätter (Folia com Floribus Crataegi) 35 Gramm
- Taubnesselkraut (Herba Lamii albi) 30 Gramm
- Goldrutenkraut (Herba Solidaginis) 30 Gramm
- Mariendistelfrüchte gestoßen (Fructus Cardui mariae cont.) 45 Gramm

!

Ein leicht bitterer Kräutertee kann Ihren Zellen Schutz während der Krebstherapie bieten.

TEEBESTANDTEIL	WIRKUNG
Schafgarbe	Schützt Leberzellen, regt Appetit an
Weißdorn	Schützt das Herz-Kreislaufsystem
Taubnessel	Schützt Schleimhäute
Goldrute	Schützt Nierenzellen
Mariendistel	Schützt Leberzellen, regt Appetit an

Bereiten Sie sich zweimal täglich einen Tee mit dieser Mischung zu. Überbrühen Sie hierfür einen Esslöffel der Mischung mit ¼ Liter siedendem Wasser und lassen den Tee zugedeckt 15 Minuten lang ziehen. Trinken Sie ihn ungesüßt vor den Mahlzeiten. Nehmen Sie weniger von der Mischung, wenn Ihnen der Tee zu bitter ist. Der Tee ist richtig dosiert, wenn er angenehm bitter schmeckt. Vor allem während der Chemotherapie können Sie von der Teemischung profitieren.

Goldrute schützt die Nierenzellen.

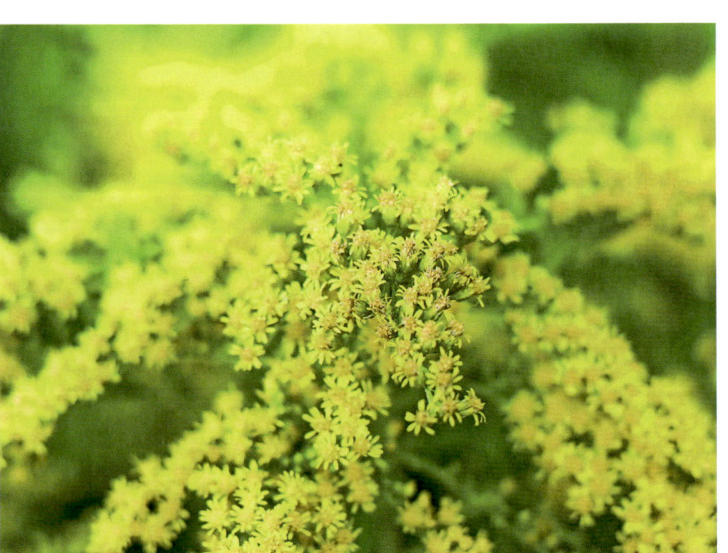

Trinkmenge während der Chemotherapie

Wasser ist das Transportmedium innerhalb des Körpers. Während einer Chemotherapie sorgen Körperflüssigkeiten dafür, dass die Medikamente im Körper verteilt und dann wieder ausgeschieden werden. Daher sollten Patienten während einer Chemotherapie auf ihre Trinkmenge achten. Der persönliche Bedarf kann relativ unterschiedlich sein und sollte mit dem Arzt vor Beginn der Behandlung besprochen werden. Denn er überwacht während einer Krebstherapie die Funktion der Nieren und den Elektrolythaushalt.

Grundsätzlich gilt:

- Trinken Sie pro Tag mindestens die von der Deutschen Gesellschaft für Ernährung empfohlenen 1,5 bis 2 Liter Flüssigkeit. An sehr warmen Tagen oder bei körperlicher Anstrengung dürfen es auch 3 Liter sein.
- Sie sollten lieber vor als während der Mahlzeiten Flüssigkeiten zu sich nehmen. Eine zu hohe Flüssigkeitsaufnahme während der Mahlzeiten kann eine bereits in Mitleidenschaft gezogene Verdauung zusätzlich schwächen.
- Trinken Sie gleich nach dem Aufstehen ein bis zwei Gläser Wasser. Damit regen Sie Ihren Kreislauf und den Stoffwechsel an.
- Durst, Müdigkeit, Konzentrations- und Kreislaufprobleme, Kopfschmerzen, Trockenheit von Haut oder Schleimhäuten und dunkler, stark riechender Harn legen der Verdacht nahe, dass Sie zu wenig trinken.

Kurzzeitiges Fasten vor der Chemotherapie

Muss der Körper hungern, bereitet er sich auf „schwere Zeiten" vor. Das Abwehrsystem wird angeregt und die Zellen aktivieren ihre Reparaturmechanismen. Von diesen Vorgängen können Krebspatienten während einer Chemotherapie profitieren, wie kalifornische Forscher herausfanden. Gesunde Zellen erleiden nach einem kurzzeitigen Fasten weniger Schäden durch eine Chemotherapie. Dies kann Nebenwirkungen abschwächen oder

!

Fasten vor der Chemotherapie stärkt gesunde Zellen und schwächt Krebszellen.

vermeiden. Krebszellen hingegen werden anfälliger für Krebsmedikamente, denn sie werden durch Fasten geschwächt.

In Absprache mit Ihrem Arzt können Sie die folgende viertägige Fastenkur durchführen. Sie beginnen damit zwei Tage vor der Chemotherapie. Süßen Sie während der Fastenkur nicht Ihre Getränke.

	ESSEN	TRINKEN
Tag 1	Apfel-Reis-Kur: Sie essen 3- bis 4-mal tgl. ausschließlich gekochten Reis mit geriebenem Apfel. Ab 18 Uhr essen Sie bitte nichts mehr.	Mindestens 2,5 Liter Flüssigkeit. Kaffee, Tees und Gemüsesäfte sind erlaubt.
Tag 2 und 3 (Tag 3 ist der Tag der Chemotherapie)	Nehmen Sie keine Nahrung zu sich.	Mindestens 2,5 Liter Flüssigkeit. Kaffee, Tees und Gemüsesäfte sind erlaubt. Trinken Sie morgens ein kleines Glas naturtrüben Apfelsaft, mittags und abends ein Glas Gemüsesaft.
Tag 4	Apfel-Reis-Kur: Sie essen 3- bis 4-mal tgl. ausschließlich gekochten Reis mit geriebenem Apfel.	Mindestens 2,5 Liter Flüssigkeit. Kaffee, Tees und Gemüsesäfte sind erlaubt.

Die Diskussion um Nahrungsergänzungsmittel (NEM)

Nahrungsergänzungsmittel sollen den Körper mit Nähr- oder Wirkstoffen versorgen, die über die Ernährung nicht ausreichend zugeführt werden. Dazu zählen unter anderem Vitaminpräparate, Mineralstoffe und Antioxidantien. Offizielle Stellen wie die Deutsche Gesellschaft für Ernährung gehen davon aus, dass eine vollwertige Ernährung Gesunde mit ausreichend Vitalstoffen versorgt. Doch gilt dies auch im Krankheitsfall, insbesondere bei Krebs?

Die aktuelle Leitlinie „Klinische Ernährung in der Onkologie" der Deutschen Gesellschaft für Ernährungsmedizin e. V. (DGEM) spricht sich auch bei Krebspatienten gegen die zusätzliche Einnahme von Nahrungsergänzungsmitteln aus. Es sei denn, es werden besondere Mangelzustände, zum Beispiel an Vitaminen oder Mineralien, festgestellt.

Wir gehen davon aus, dass der Bedarf an Vitalstoffen während der Krebserkrankung und deren Therapie erhöht ist. Deshalb raten wir zu einer Ernährung mit viel Obst und Gemüse. Sie versorgt den Körper mit zahlreichen Vitaminen, Mineralstoffen und Antioxidantien. Die zusätzliche Einnahme von Nahrungsergänzungsmitteln wird kontrovers diskutiert. Hochdosierte Vitamine könnten zum Beispiel die Wirkung der Krebstherapien abschwächen.

> **!**
> Viele Experten sprechen sich gegen die zusätzliche Einnahme von Nahrungsergänzungsmitteln aus.

Antioxidantien: nützlich oder schädlich?
Antioxidantien wie Carotine, Vitamin E und C fangen freie Radikale. Sie machen diese unschädlich, bevor sie Schäden an unserem kostbaren Erbgut verursachen. Aus diesem Grund gelten Antioxidantien als gesund. Während einer Krebstherapie wird eine übermäßige Zufuhr von Antioxidantien von ärztlicher Seite meist als kritisch gesehen. Es bestünden Hinweise darauf, dass sie den Erfolg von Krebstherapien schmälern können. Zudem zeigten Untersuchungen, dass künstliche Antioxidantien das Wachstum und die Verbreitung von Krebszellen sogar fördern können.

Aufgrund aktueller Forschungsergebnisse geben wir Ihnen folgende Ratschläge:

- Die von uns empfohlene Ernährung versorgt Sie bereits mit einer Vielzahl hochwirksamer Schutzstoffe.
- Wenn Sie während der Krebstherapie zusätzliche Antioxidantien zu sich nehmen wollen, achten Sie darauf, dass diese na-

türlichen Ursprungs sind. Zudem sollten Sie nicht die täglich empfohlene Einnahmemenge überschreiten.

- Die Einnahme von Antioxidantien während einer Chemotherapie sollte nur nach Rücksprache mit dem Arzt erfolgen.
- Während einer Strahlentherapie ist von der zusätzlichen Einnahme von Vitamin E und Beta-Carotin abzuraten.
- Vitamin B12 und Folsäure können das Krebswachstum fördern und sollten nur in Absprache mit dem Arzt eingenommen werden.

!

Viele Nahrungs-ergänzungsmittel nützen nur dem Hersteller.

Der Nutzen vieler Nahrungsergänzungsmittel bei Krebs ist umstritten. Viele nutzen vor allem den Bilanzen des Herstellers, weniger der Gesundheit des Patienten. Wir empfehlen Ihnen drei Nahrungsergänzungsmittel: Selen, Vitamin D und Arzneipilze. Deren positive Effekte sind durch praktische Erfahrungen und Studien belegt. Das zeigen wir Ihnen im Abschnitt „Vitamin D, Selen, Arzneipilze: dreifache Power gegen den Krebs".

Die Seele unterstützen – Selbsthilfe und professionelle Angebote

!

Hilflosigkeit, Angst und Niedergeschla-genheit sind normal. Sie müssen keinem peinlich sein.

Eine Krebserkrankung stellt Betroffene und Angehörige vor eine außergewöhnliche psychische Belastung. Jeder geht damit anders um. Gefühle wie Hilflosigkeit, Niedergeschlagenheit und Angst zeigen sich jedoch bei fast allen Krebspatienten. Es ist wichtig zu begreifen, dass es sich hierbei um normale seelische Reaktionen handelt. Keiner muss sich dafür schämen. Eine Krebserkrankung fordert nicht nur Ihren Körper, auch Ihre Seele wird geprüft. Professionelle Hilfe, Entspannungsübungen und die Unterstützung von Angehörigen und Freunden können Ihnen helfen, Belastungen zu verkraften, Lebensqualität zu erhalten und Sinn und Orientierung wiederzuerlangen.

Eine stabile Psyche ist eine wichtige Ressource für Krebspatienten. Sie hilft nicht nur, mit den Belastungen zurechtzukommen. Sie kann sogar Auswirkungen auf die Prognose einer Erkrankung haben. So leistet zum Beispiel Ihr Abwehrsystem mehr, wenn Sie mit der Erkrankung möglichst angstfrei umgehen und Anspannungen leicht abbauen können. Dies ist ein entscheidender Faktor, denn das Abwehrsystem ist Ihr wichtigster Verbündeter bei einer Krebserkrankung.

Psychosoziale Beratung und psychologische Behandlung

Ein Angebot, das unserer Meinung nach alle Krebspatienten in Anspruch nehmen sollten, ist die sogenannte „psychosoziale Beratung". Sie wird meist kostenlos oder gegen geringes Entgelt angeboten. Die psychosoziale Beratung hilft Patienten und Angehörigen bei zentralen Fragen weiter:

- Welche Veränderungen kommen auf mich zu und wie kann ich diese bewältigen?
- Welche Hilfen sollte ich in Anspruch nehmen?
- Auf welche Sozialleistungen habe ich Anrecht?

Daneben kann eine weitergehende psychologische Behandlung angezeigt sein. Besonders dann, wenn durch die Krebserkrankung psychische Probleme wie Ängste oder Depressionen entstehen oder bereits vor der Krebsdiagnose bestanden haben. Schätzungen zufolge treten bei einem Drittel der Krebspatienten krankheitsbedingte psychischen Störungen wie Depressionen oder Angststörungen auf. Auf die psychologische Behandlung von Krebspatienten haben sich die sogenannten Psychoonkologen spezialisiert. Sie helfen bei der Krankheitsbewältigung, erarbeiten gemeinsam mit Ihnen Lösungsansätze und achten darauf, dass Ihre seelische Gesundheit Ihnen als wichtige Ressource erhalten bleibt.

> **!**
> Jeder Krebspatient kann von einer psychosozialen Beratung profitieren.

> **!**
> Im Anhang zeigen wir Ihnen, wie Sie geeignete Adressen für die psychosoziale Beratung oder die psychoonkologische Behandlung finden.

Freunde und Bekannte: Ihr persönliches Umfeld als wichtige Ressource

Auch Ihr persönliches Umfeld wird Ihnen zur Seite stehen wollen. Der Umgang mit der Erkrankung fällt auch Angehörigen und Freunden nicht leicht. Dem Bedürfnis, Hilfe zu leisten, steht oft das Gefühl der Ohnmacht gegenüber, nichts tun zu können. Fachleute haben deswegen Hinweise entwickelt, die im Einzelfall helfen können.

Freunde und Angehörige können eine große Hilfe sein.

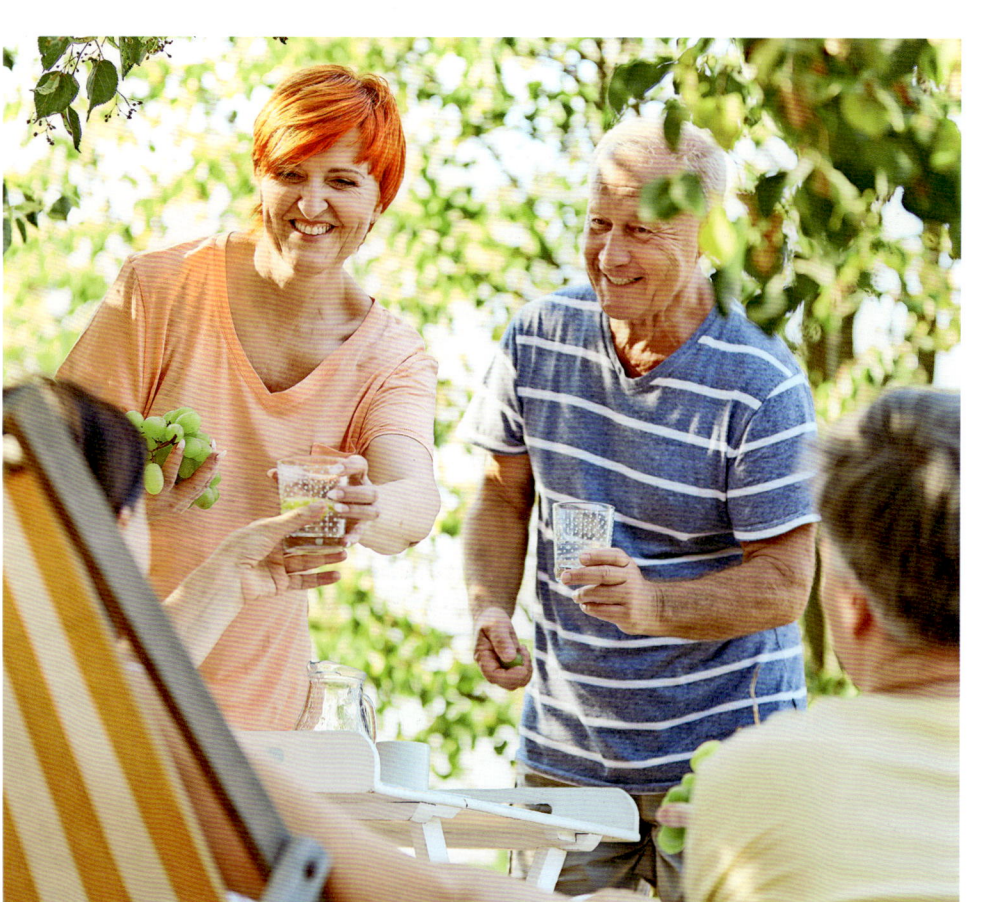

Unterstützung von Freunden und Angehörigen

- **Lieber fragen als raten:** Ratschläge, wenn auch gutgemeint, sind oft wenig hilfreich. Betroffene fühlen sich schnell bevormundet oder falsch verstanden. Angehörige und Freunde sollten lieber konkret nachfragen: „Womit kann ich helfen? Was brauchst du?"
- **Anteilnahme:** Freunde und Angehörige können verunsichert sein, wenn sie nicht wissen, was sie dem Patienten sagen sollen. Doch meist reicht es einfach, Anteilnahme zu zeigen. Den meisten Patienten hilft es zu wissen, dass jemand da ist, mit dem sie ihre Sorgen teilen können.
- **Aufgaben übernehmen:** Nahestehende können Patienten unterstützen und ihnen Arbeiten abnehmen. Dazu zählen zum Beispiel die Suche von Informationen, die Begleitung zu den Therapien oder Behördengänge.
- **Selbstbestimmtheit bewahren:** Nahestehende sollten sich mit dem Patienten absprechen, bevor sie für ihn Aufgaben übernehmen. Patienten sollten nicht das Gefühl haben, dass über ihren Kopf hinweg gehandelt oder entschieden wird.

Mit Entspannungstechniken Stress abbauen und neue Energien schöpfen

Eine Krebserkrankung ist für den Körper ein Kraftakt. Um die dafür nötigen Energien zu mobilisieren, benötigt er Ruhe- und Regenerationsphasen. Doch fällt es gerade während einer solch schweren Erkrankung nicht immer leicht, zur Ruhe zu kommen. Dabei helfen können Ihnen einfache Entspannungstechniken. Einige sind alleine mit Buch oder CD erlernbar, andere werden in Gruppen- oder Einzelsitzungen vermittelt. Erkundigen Sie sich bei Ihrer Krankenkasse, welche Angebote von ihr unterstützt werden. Wir haben für Sie die gängigsten Methoden aufgeführt.

!

Aktivieren Sie mit Ruhephasen und Entspannungsübungen zusätzliche Energie.

METHODE	WIE ERLERNEN?
Meditationsübungen (Achtsamkeit und Konzentration werden bewusst geführt.)	Geführte Meditationen sind im Internet oder als CD erhältlich und ohne Vorkenntnisse anwendbar.
Autogenes Training (Eine Art Selbsthypnose, durch die Körper und Geist entspannt werden.)	Theoretisch auch per Buch/CD erlernbar, viele bevorzugen jedoch professionelle Anleitung.
Progressive Muskelentspannung nach Jacobson (Einfach zu erlernende Methode, bei der einzelne Muskelgruppen systematisch angespannt und entspannt werden.)	Buch/CD/Kurs
Imaginationstechniken (Mithilfe von Gedanken- und Phantasiereisen sollen Ängste und Anspannungen abgebaut werden.)	Wird am besten unter professioneller Anleitung erlernt.
Yoga, Chigong, Tai-Chi (Zum Teil meditative Haltungen und Bewegungsabläufe, meist in Verbindung mit Atemtechniken.)	Unter professioneller Anleitung. Ausübung nur nach Rücksprache mit dem Arzt.
Bewegung und sportliche Betätigung (Wie schon im Abschnitt „Bewegung für Schwung im Heilungsprozess" beschrieben, hilft körperliche Aktivität, Spannungen abzubauen.)	Alleine oder unter professioneller Anleitung. Sportliche Betätigung nur nach Rücksprache mit dem Arzt.

!

Ein gesunder Schlaf trägt zur Erhaltung des eigenen Wohlbefindens bei.

Ein gesunder Schlaf ist die wichtigste Quelle für Regeneration und Entspannung. Achten Sie deshalb auf Ihre Schlafqualität. Sollte diese unzureichend sein, finden Sie im dritten Kapitel im Abschnitt „Schlafstörungen" nützliche Hinweise.

Bei anhaltendem Stress und Anspannung sind auch Arzneipflanzen hilfreich. Entsprechende Empfehlungen finden Sie im Abschnitt „Stress".

Kraft durch positive Einstellung

Angehörige fordern Krebspatienten oft auf, positiv zu denken. Dahinter stecken häufig die eigene Hilflosigkeit und Angst. Andererseits wird oft behauptet, dass Optimismus die Selbstheilungskräfte weckt. Was steckt dahinter?

Positive Gedanken wirken sich günstig auf den Verlauf einer Krebserkrankung aus. Sogenannte Spontanheilungen treten zum Beispiel öfter bei Patienten auf, die eine positive Grundhaltung aufweisen. Wer positiv denkt, kräftigt sein Abwehrsystem. Dies bestätigt auch die Forschung. Ein starkes Abwehrsystem kann sich besser um die Bekämpfung der Krebserkrankung kümmern.

!

Wer positiv denkt, stärkt seine Selbstheilungskräfte.

Optimismus lässt sich nicht über Nacht erlernen und schon gar nicht erzwingen. Bücher oder Psychotherapeuten können den Weg zu einer positiven Einstellung bereiten. Auch in Ihnen schlummert ein Optimist! Dass Sie dieses Buch in Ihren Händen halten, zeigt, dass Sie zu einer positiven Einstellung fähig sind. Sie verspüren ja den Wunsch, aktiv zu Ihrer Genesung beizutragen. Das zeichnet einen Optimisten aus!

Sinnsuche mit Spiritualität

Eine Krebserkrankung stellt wahrscheinlich Ihr Weltbild infrage. Menschen, die vor der Diagnose genau wussten, *wer* sie sind und in welcher Beziehung sie zur Welt stehen, beginnen nach der Diagnose zu zweifeln. Die Perspektive hat sich verändert. Die Krebserkrankung bringt berufliche, soziale und familiäre Veränderungen mit sich. Sie konfrontiert jeden Betroffenen mit dem Unbekannten.

!

Die Krebsdiagnose konfrontiert den Patienten mit dem Unbekannten. Spiritualität bietet Orientierungshilfen.

Die Spiritualität ist eine gute Möglichkeit, sich im Unbekannten zu orientieren und sein eigenes Leben in einem größeren Zusammenhang zu sehen. Sie hilft denen, die einen Sinn in ihrem Leben suchen. Eine sehr weit verbreitete Form der Spiritualität ist das Gebet. Es zeugt von Dankbarkeit, Demut und Ehrfurcht vor dem Leben und verbindet den Einzelnen mit einer größeren Gesamtheit.

Vielleicht möchten auch Sie die Spiritualität in sich erwecken. Nicht nur religiöse Gemeinschaften und Lehren können dafür als Einstieg genutzt werden. Auch die Natur bietet Inspiration für die Erweckung der eigenen Spiritualität. Im Anhang finden Sie dazu einen aktuellen Buchtipp.

Vitamin D, Selen, Arzneipilze: dreifache Power gegen den Krebs

Sicher haben Sie schon von vielen naturheilkundlichen Methoden gehört, die bei einer Krebserkrankung zur Genesung beitragen sollen. Doch sind nicht alle für Krebspatienten wirklich sinnvoll und nützlich. Viele Methoden zahlen sich nur für den Hersteller und Verkäufer der jeweiligen Präparate aus. Wir möchten Ihnen in diesem Ratgeber unser bewährtes Basisprogramm für Krebspatienten darstellen. Für dessen Anwendung sprechen nicht nur unsere bisherigen Erfahrungen in der Praxis, sondern auch die Erkenntnisse der Forschung. Vitamin D und Selen sind die Kernstücke unseres Basisprogramms. Es wird durch die sogenannten Arzneipilze vervollständigt, deren Anwendung sich in Deutschland wachsender Zustimmung erfreut. Vitamin D, Selen und Arzneipilze können vor, während und nach den Krebstherapien eingenommen werden. Ihre Einnahme sollte dem behandelnden Onkologen mitgeteilt werden.

> **!**
>
> Vitamin D, Selen, Arzneipilze: unser bewährtes Basisprogramm für Krebspatienten.

Das Sonnenhormon Vitamin D

Pflanzen haben es gut: Sie halten ihre Blätter der Sonne entgegen. Mithilfe des Sonnenlichts produzieren sie energiereiche Nährstoffe. Sie ernähren sich, indem sie in der Sonne stehen. Uns Menschen ist dies leider versagt. Dennoch sollten wir uns dann und wann unter das Licht dieses Sterns stellen. Einen für unser Wohlbefinden wichtigen Stoff, das Vitamin D (Cholecalciferol), können wir nur herstellen, wenn Sonnenstrahlung auf unsere Haut trifft.

Im Körper erfüllt Vitamin D wichtige Aufgaben: Es reguliert den Kalzium-Haushalt, stimuliert das Abwehrsystem, fördert den Knochenstoffwechsel und bietet Schutz vor vielen Krebsarten. Seine immer noch gebräuchliche Einordnung in die Gruppe der Vitamine ist irreführend. Mit seinen vielseitigen Aufgaben im Körper ist es Teil des menschlichen Hormonsystems. Vitamin D wird heute als Hormonvorstufe bezeichnet, die bei Bedarf in das Hormon Calcitriol umgewandelt wird.

Vitamin D und Krebs: Das sagt die Forschung
Vitamin D hat nach den heutigen Erkenntnissen eine positive Auswirkung auf die Prognose einer Krebserkrankung. Zu diesem Schluss kam 2014 eine Auswertung von acht Studien, die das Deutsche Krebsforschungszentrum mit insgesamt 26.000 Teilnehmern durchführte. Bei Patienten mit einem niedrigen Vitamin-D-Spiegel im Blut wurden 1,5-mal mehr Todesfälle verzeichnet. Im Jahre 2016 wurden die Daten von Patienten mit Prostatakrebs von amerikanischen Wissenschaftlern noch einmal gesondert betrachtet. Auch hier zeigte sich, dass Männer mit einem hohen Vitamin-D-Spiegel deutlich größere Überlebenschancen hatten als jene mit einem niedrigen Spiegel. Ursache hierfür könnte unter anderem die hemmende Wirkung von Vitamin D auf die Metastasenbildung sein. [1] Diese Eigenschaft des Vitamins wurde in einigen Untersuchungen bestätigt.

Um als Krebspatient von den positiven Wirkungen des Vitamins zu profitieren, muss eine entsprechende Menge davon im Körper zirkulieren. Von einer optimalen Vitamin-D-Versorgung spricht man heute, wenn der Vitamin-D-Spiegel im Blut zwischen 30 und 60 ng/ml (Nanogramm/Milliliter) liegt. Untersuchungen zeigen, dass nur ein Bruchteil der Bevölkerung in Deutschland solche Werte aufweist. So erstaunt es nicht, dass auch Krebspatienten nicht ausreichend mit Vitamin D versorgt sind.

!

Bei den meisten Krebspatienten liegen die Vitamin-D-Werte unter dem Optimalbereich.

> **!**
>
> Ein ausreichender Vitamin-D-Spiegel im Blut kann Auswirkungen auf die Lebensdauer von Krebspatienten und die Metastasenbildung haben.

Vitamin D und Krebs: Forschung und Dosierungsempfehlungen Vitamin D kann nicht nur vor Krebserkrankungen schützen. Auch bei einer bereits diagnostizierten Krebserkrankung ist eine ausreichende Versorgung mit Vitamin D hilfreich.

Eine therapeutische Vitamin-D-Einnahme sollte sich an dem individuellen Bedarf orientieren. Dieser kann bei jedem Menschen unterschiedlich sein.

Der folgenden Dosierungsempfehlung kann ab der Krebsdiagnose bis zu einem Jahr nach Ende der Krebstherapie Folge geleistet werden. Auch wenn Ihre Vitamin-D-Werte im Blut nicht bestimmt wurden. Die von uns empfohlene maximale Tagesdosis von 4000 i.E. (internationale Einheiten) Vitamin D orientiert sich an den Empfehlungen der Europäischen Behörde für Lebensmittelsicherheit (EFSA).

Empfohlene Dosierung (wenn der Vitamin-D-Spiegel im Blut nicht bekannt ist)

PRÄPARATE	EMPFOHLENE DOSIERUNG
Präparate mit 1000 i.E. Vitamin D wie *Vitamin D3 Hevert 1000, Vitagamma Vitamin D3 1.000* oder *Cefavit D3*	Zum einmaligen Anheben des Vitamin-D-Spiegels im Blut: • Vier Wochen lang 4-mal tgl. 1 Tablette Danach: • Im Frühling, Sommer und Herbst: 1-mal tgl. 1 Tablette • Im Winter: 1-mal tgl. 2 Tabletten

Eine zielgerichtete Therapie mit Vitamin D kann dann durchgeführt werden, wenn der Vitamin-D-Spiegel im Blut des Patienten bekannt ist. Eine entsprechende Untersuchung kann vom Arzt veranlasst werden, muss aber in den meisten Fällen selbst bezahlt werden. Die Kosten belaufen sich auf ca. 30 Euro. Liegen Ihre

Vitamin-D-Werte unter dem wünschenswerten Bereich (unter 30 ng/ml), können Sie mit Ihrem Arzt das weitere Vorgehen besprechen. Bei Krebspatienten sollten mittelfristig Vitamin-D-Werte über 40 ng/ml angestrebt werden. In der folgenden Tabelle finden Sie zwei bewährte Einnahmeempfehlungen. Gemeinsam mit Ihrem Arzt können Sie sich für eine der beiden entscheiden. Er kann Ihnen dann die entsprechend hoch dosierten Vitamin-D-Präparate verschreiben.

> **!**
>
> Bei Krebspatienten sollten mittelfristig Vitamin-D-Werte über 40 ng/ml angestrebt werden.

Empfohlene Dosierung (wenn der Vitamin-D-Spiegel im Blut bekannt ist)

THERAPIEEMPFEHLUNGEN DER AMERIKANISCHEN ENDOCRINE SOCIETY [2] (BEI EINEM VITAMIN-D-SPIEGEL UNTER 30 ng/ml)	PROCEDERE IN DER GERIATRISCHEN REHABILITATIONSKLINIK ST. IRMINEN, TRIER [3] (BEI EINEM VITAMIN-D-SPIEGEL UNTER 30 ng/ml)
• Aufsättigung mit 6.000 i.E. Vitamin D tgl. oder 50.000 i.E./Woche über insgesamt 8 Wochen (entspricht etwa 400.000 i.E.) • Danach 1.500–2.000 i.E. Vitamin D als tägliche Erhaltungsdosis	• Aufsättigung mit 20.000 i.E. Vitamin D tgl. über 10 Tage (entspricht 200.000 i.E.) • Danach 2.000 i.E. Vitamin D als tägliche Erhaltungsdosis

Zu beachten Vitamin-D-Präparate sollten bei Störungen des Parathormon-Haushaltes (Pseudohypoparathyreoidismus) und erhöhten Kalziumkonzentrationen im Blut (Hyperkalzämie) oder im Urin (Hyperkalzurie) nicht angewandt werden. Chemotherapien können den Vitamin-D-Status im Blut deutlich absenken. Dies stellte eine 2016 in Kooperation mit der Dutch Breast Cancer Research Group veröffentlichte Untersuchung fest. Bitten Sie deshalb Ihren Arzt, Ihren Vitamin-D-Status nach Abschluss der Krebstherapie noch einmal zu bestimmten.

> **!**
>
> Nach Abschluss der Chemotherapie sollte der Vitamin-D-Status im Blut noch einmal überprüft werden.

Natürliche Vitamin-D-Quellen für Krebspatienten Ein hoher Vitamin-D-Gehalt findet sich vor allem in Fischen. Dazu zählen Forelle, Sardine, Hering, Makrele oder Lachs. Wer es lieber fleischlos bevorzugt, ist mit Pilzen gut bedient. Vor allem der schmackhafte

Shiitakepilz wäre hier zu nennen. Sie können auch Champignons selbst züchten und diese mit einem Trick Vitamin D produzieren lassen. Wie das klappt, erfahren Sie gleich im Abschnitt über Arzneipilze.

Vielleicht fragen Sie sich, warum Krebspatienten ihren Vitamin-D-Bedarf nicht durch ausgiebiges Sonnenbaden decken können? Während und nach einer Krebstherapie sollten Krebspatienten sehr vorsichtig im Umgang mit der Sonne sein. Denn Chemo- und Strahlentherapie machen die Haut teilweise sehr empfindlich. Fragen Sie Ihren Arzt, wann und wie lange Sie in die Sonne gehen dürfen.

Übrigens: Entgegen der weitläufigen Meinung ist ein Solariumbesuch nicht förderlich für die Vitamin-D-Produktion. Statt mit dem dafür notwendigen UV-B- wird man dort meist nur mit UV-A-Licht bestrahlt.

!

Während der Krebstherapien ist Sonnenbaden nur nach Absprache mit dem Arzt möglich.

Selen, einem heilkräftigen Spurenelement auf der Spur

Selen ist ein lebensnotwendiges Spurenelement. Es erfüllt wichtige Aufgaben bei der Entgiftung des Körpers, im Haushalt der Schilddrüsenhormone und bei der Aktivierung des menschlichen Immunsystems. Als einer der stärksten Radikalenfänger sorgt es dafür, dass unser wertvolles Erbgut nicht durch sogenannte freie Radikale geschädigt wird. Als freie Radikale werden bindungsfreudige Moleküle bezeichnet, die bei Umbauprozessen im Körper frei werden. Werden sie nicht rechtzeitig unschädlich gemacht, können sie an das Erbgut der Zellen andocken und diesem Schaden zufügen.

Lange Zeit war Selen aufgrund seiner Eigenschaft als Radikalenfänger in der begleitenden Krebstherapie verpönt. Es wurde angenommen, dass es Krebszellen vor den Einflüssen der Chemo- oder Strahlentherapie schützen würde und somit den Erfolg einer Krebstherapie gefährden könnte. Wie Untersuchungen der letzten Jahrzehnte zeigten, besteht bei Selen kein Anlass zu derartigen Bedenken. Die Wirkungen von Selen auf gesunde Zellen und Krebszellen sind nachweislich unterschiedlich:

- Gesunde Zellen werden durch Selen vor den negativen Auswirkungen von Chemo- und Strahlentherapien geschützt.
- Krebszellen werden durch Selen anfälliger für Chemotherapien.

Indem Selen gesunden Zellen einen Schutz bietet, leistet es einen wichtigen Beitrag, dass sich die Nebenwirkungen der Chemotherapie in Grenzen halten. Untersuchungen zufolge kann sich dies auch positiv auf die Prognose einer Krebserkrankung auswirken. Wir empfehlen, Selen auch vor und nach einer Krebstherapie einzunehmen. Die Einnahme vor Beginn der Krebstherapie sorgt dafür, dass eventuelle Selenmangelzustände behoben werden. Diese werden bei einem Großteil der Krebspatienten festgestellt. Die Einnahme nach der Krebstherapie soll dazu beitragen, Sie vor dem Auftreten von Rezidiven zu schützen.

> **!** Selen schützt gesunde Zellen vor den Krebstherapien. Krebszellen macht es angreifbarer.

> **!** Die Einnahme von Selen nach erfolgter Krebstherapie kann vor Rezidiven schützen.

PRÄPARATE	EMPFOHLENE DOSIERUNG
Präparate mit 200 µg Natriumselenit wie *Cefasel 200 nutri Tabletten, selenase 200 XXL* oder *selen-Loges 200*	Ab drei Wochen vor dem Beginn der Krebstherapie: 1-mal tgl. 1 Tablette
	Während der Krebstherapie: • Zwei Stunden vor der Strahlen- oder Chemotherapie: 1-mal tgl. 4 Tabletten • An behandlungsfreien Tagen: 1-mal tgl. 1 Tablette
	Nach der Krebstherapie: 1-mal tgl. 1 Tablette (zwei Monate lang)
	Bei einem Lymphödem: 1-mal tgl. 4 Tabletten
Präparate mit 100 µg Natriumselenit wie *Cefasel 100 nutri Tabletten, selenase 200 XXL* oder *selen-Loges 100*	Zur Nachsorge und Prävention nach der Krebstherapie: 1-mal tgl. 1 Tablette (bei längerfristiger Einnahme sollte der Selenspiegel im Blut bestimmt werden)

Bei Bestrahlungen im Kopf-Hals-Bereich hat es sich bewährt, Selen in Form von Trinkampullen einzunehmen. Diese bekommen Sie jedoch nur mit einem ärztlichen Rezept. Sofern vom Arzt nicht anders verordnet, empfehlen wir die Einnahme von 3 Trinkampullen à 100 µg *(Cefasel Trinkampullen* oder *Selenase 100 µg peroral Trinkampullen)* zwei Stunden vor der Behandlung.

Kostenerstattung durch die Krankenkasse
Wer Selen-Präparate von der Krankenkasse erstattet haben möchte, sollte Folgendes beachten:
1. Vor der Einnahme von Selen-Präparaten den Selen-Spiegel im Blut messen lassen. Bei erniedrigtem Selenspiegel (unter 101 µg/L im Serum oder 121 µg/L im Vollblut) kann eine Anfrage bei der Krankenkasse erfolgreich sein. Untersuchungen zeigen, dass Krebspatienten meist erniedrigte Selenwerte aufweisen.
2. Für die Kostenübernahme müssen die Selen-Präparate von einem Arzt rezeptiert werden. Hierbei sollen nicht die oben angegebenen Präparate, sondern die als Arzneimittel zugelassenen Produkte *Selenase* oder *Cefasel* aufgeführt werden.

!

Nehmen Sie Selen- und Vitamin-C-Präparate nicht gleichzeitig ein.

Zu beachten Vitamin C kann die Aufnahme von Selen behindern. Zwischen der Einnahme von Selen und Vitamin-C-Präparaten oder Vitamin-C-reichen Nahrungsmitteln sollte eine Stunde vergehen. Selen-Präparate dürfen während der Stillzeit, bei bestehender Schwangerschaft und bei Störungen der Nieren- oder Leberfunktion nur nach Absprache mit dem Arzt eingenommen werden.

Selen aus der Nahrung Die Böden in Deutschland sind leider arm an Selen. Dementsprechend sind viele landwirtschaftlich erzeugte Nahrungsmittel keine ausreichenden Quellen für Selen. Reich an Selen ist zum Beispiel die Tahin der arabischen Küche. Es handelt sich hierbei um eine Paste aus Sesamsamen, die wie Erdnussbutter als Aufstrich oder zum Zubereiten von Speisen verwendet werden kann. Wer Tahin kauft, sollte darauf achten, dass dieses aus ungeschälten Samen hergestellt wurde. Wie erstaunlich hoch der Gehalt an Selen in Sesam ist, können Sie der folgenden Tabelle entnehmen.

NAHRUNGSMITTEL	SELENGEHALT (µg/100 GRAMM)
Paranuss	1900
Kokosnuss	810
Sesam	800
Hering, Thunfisch	130
Weizenkeime, Weizenkleie	100
Sonnenblumenkerne	70
Sojabohnen, Leinsamen, Innereien	60
Kohlrabi, Garnelen	50
Rindsfleisch, Forelle, Makrele, Lachs	30
Mais, Hühnerei, Haferflocken, Naturreis	10

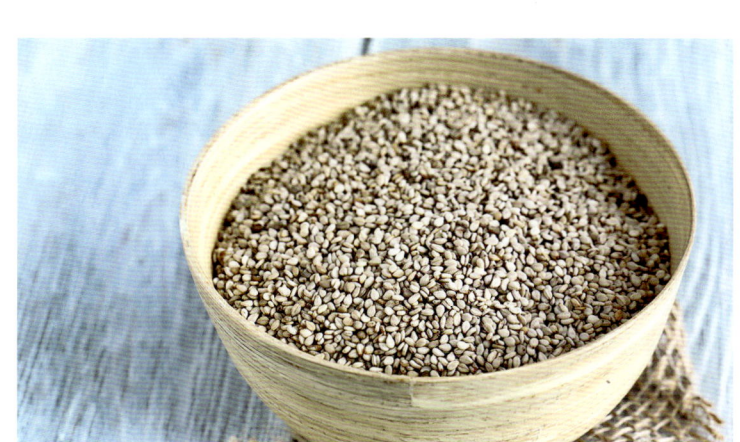

Sesamsamen zählen zu den selenreichsten Lebensmitteln. Zusätzlich enthalten sie eine beachtliche Menge Calcium.

Arzneipilze: Nahrungsmittel mit Heilwirkung

Die außerordentliche Gesundheit einer brasilianischen Gemeinde

!

Die überdurch-
schnittliche
Gesundheit einer
brasilianischen
Gemeinde brachten
Forscher mit dem
Mandelpilz in
Verbindung.

Im Jahre 1960 beobachteten zwei amerikanische Forscher ein seltsames Phänomen in der hügeligen Gemeinde Piedade, unweit der brasilianischen Stadt Sao Paolo. Die Einwohner der Gemeinde schienen von überdurchschnittlicher Gesundheit. Chronische Krankheiten und speziell Krebserkrankungen waren auffallend selten. Die beiden Forscher konnten dieses Phänomen mit dem Verzehr des sogenannten Mandelpilzes (Agaricus blazei Murril) in Verbindung bringen. Diese Champignonart wächst nur in den Wiesen rund um Piedade und wird von den Bewohnern gerne verspeist. In den folgenden Jahrzehnten wurde der Mandelpilz von Forschern auf der ganzen Welt untersucht. Seine vielseitigen Wirkungen auf die Gesundheit machten ihn bald zu einem beliebten Arzneipilz. Allein in Japan werden jedes Jahr bis zu 300.000 Kilogramm getrocknete Pilzmasse für gesundheitliche Zwecke verarbeitet.

Die Therapie mit Arzneipilzen Neben dem Mandelpilz sind noch weitere Pilze als Arzneipilze gebräuchlich. Dazu zählen vor allem Exemplare aus dem asiatischen Raum:

!

Im asiatischen
Raum hat der
Einsatz von
Arzneipilzen eine
lange Tradition.

- Der Shiitake, Lentinula edodes
- Der chinesische Raupenpilz, Cordyceps sinensis
- Die Schmetterlingstramete, Coriolus versicolor
- Der Igelstachelbart, Hericium erinaceus
- Der Eichhase, Polyporus umbellatus
- Der glänzende Lackporling, Ganoderma lucidum
- Der Maitake, Grifola frondosa
- Das Judasohr, Auricularia polytricha

Forscher rund um den Globus haben sich in den letzten Jahrzehnten für die Wirkung der verschiedenen Arzneipilze interessiert. Dabei stießen sie auf eine Gruppe von Inhaltsstoffen, die für die Arzneipilze typisch sind. Es handelt sich dabei um komplexe Mehrfachzucker, die als Beta-Glukane bezeichnet werden. Bei einer Krebserkrankung können diese sehr hilfreich sein. Sie aktivieren unsere wertvollste Waffe im Kampf gegen den Krebs: unser Immunsystem. Dessen Abwehrzellen unternehmen selten was auf eigene Faust. Viele warten auf einen Einsatzbefehl, der sie in Alarmbereitschaft versetzt. Beta-Glukane sind ein solcher Einsatzbefehl. Einmal in den Körper gelangt, docken sie an Rezeptoren von spezifischen Abwehrzellen an und aktivieren diese. Eine so in Einsatzbereitschaft versetzte Abwehrzelle macht sich dann im Körper nützlich. Beta-Glukane können also dafür sorgen, dass das körpereigene Abwehrsystem effektiver dem Krebs gegenübertritt.

!

Beta-Glukane aus Arzneipilzen können die Effektivität des Abwehrsystems erhöhen.

Der Mandelpilz bei Krebserkrankungen Wir empfehlen Ihnen in diesem Ratgeber die Einnahme des bereits erwähnten Mandelpilzes. Er ist der Arzneipilz mit dem höchsten Gehalt an Beta-Glukanen. Die Inhaltsstoffe des Mandelpilzes unterdrücken das Wachstum und die Metastasierung von Krebszellen auf folgenden Wegen:

- Sie stimulieren das körpereigene Immunsystem, die Krebszellen zu verkleinern und Metastasen rechtzeitig abzufangen. Bereits eine dreitägige Einnahme des Pilzes führt zu einer messbaren Aktivitätssteigerung der Abwehrzellen.
- Jede Zelle verfügt über ein Selbstmordprogramm (Apoptose), das die Bildung von Krebszellen verhindern soll. Krebszellen setzen dieses Programm außer Kraft. Diese Maßnahme kann durch Beta-Glukane zum Teil rückgängig gemacht werden.
- Krebszellen brauchen viele Nährstoffe, um unkontrolliert wachsen zu können. Daher stimulieren sie die Bildung von Blutgefäßen (Angiogenese), die sie mit frischem Blut versorgen sollen. Untersuchungen zeigten, dass die Inhaltsstoffe des Mandelpilzes diese Neubildung hemmen können.

!

Unterdrückung der Blutgefäßneubildung, Stimulierung des Abwehrsystems und des Selbstmordprogramms von Krebszellen: So hilft der Mandelpilz gegen den Krebs.

Der Mandelpilz kann nicht nur zur Verkleinerung der Tumormasse beitragen. Seine Einnahme kann auch vor den Nebenwirkungen von Chemotherapien schützen. Besonders Abwehrschwäche und Erschöpfung werden in diesem Zusammenhang genannt. Hilfreich sind auch seine leberschützenden Eigenschaften. Diese bieten den empfindlichen Leberzellen Schutz vor aggressiven Krebsmedikamenten.

Der Mandelpilz bei Krebs – Hinweise aus der Forschung
In einer 2004 veröffentlichten südkoreanischen Studie bekamen 50 Frauen, die an Gebärmutterhals-, Eierstock- oder Gebärmutterkrebs erkrankt waren, den Mandelpilz begleitend zur Chemotherapie. Weitere 50 Frauen erhielten ein Placebo. Frauen, die den Mandelpilz einnahmen, litten deutlich weniger an den typischen Nebenwirkungen einer Chemotherapie wie Appetitlosigkeit, Übelkeit, Haarausfall, Energielosigkeit und emotionaler Instabilität. Außerdem zeigte sich im Vergleich zur Placebogruppe ihr Immunsystem viel aktiver. Besonders die sogenannten natürlichen Killerzellen waren lebhafter. [4] Dies ist eine wichtige Erkenntnis, da die natürlichen Killerzellen die Fähigkeit haben, Krebszellen zu erkennen und abzutöten.

Von dieser Aktivierung des Abwehrsystems konnten auch 40 Krebspatienten in einer 2015 veröffentlichten Studie profitieren. Sie bekamen während der Chemotherapie einen Extrakt des Mandelpilzes. [5]

Für eine Untersuchung der Universitäten von Boston und Bedford wurden Fragebögen von 782 japanischen Krebspatienten ausgewertet. Alle nahmen während der Krebstherapie den Mandelpilz ein. Über 80 Prozent der Befragten schrieben der Einnahme gleich mehrere positive Effekte zu. Sie gaben unter anderem an, sich emotional stabiler, fitter und weniger infektanfällig zu fühlen. [6]

PRÄPARATE	EMPFOHLENE DOSIERUNG
Agaricus Pulver Kapseln Hawlik Vor und während der Krebstherapie	2-mal tgl. 2 Kapseln mit reichlich Flüssigkeit*
Hericium Pulver Kapseln Hawlik • Bei Nervenschäden (Neuropathien) durch den Krebs selbst oder durch die Krebstherapie • Bei innerer Unruhe und Ängstlichkeit • Bei Entzündungen im Magen-Darm-Bereich • Bei Schlafstörungen	2-mal tgl. 2 Kapseln mit reichlich Flüssigkeit* (kann zusammen mit dem Agaricus Pulver eingenommen werden)
Reishi Pulver Kapseln Hawlik • Als „Kräftigungskur" nach erfolgter Krebstherapie (Vorsicht bei gleichzeitiger Einnahme von L-Thyroxin oder blutdrucksenkenden, gerinnungshemmenden oder blutzuckersenkenden Medikamenten)	2-mal jährlich 2 Monate lang: 2-mal tgl. 2 Kapseln mit reichlich Flüssigkeit* einnehmen

* Geben Sie einen Spritzer frischen Zitronensaft dazu. Dies erleichtert die Aufnahme der Pilzwirkstoffe.

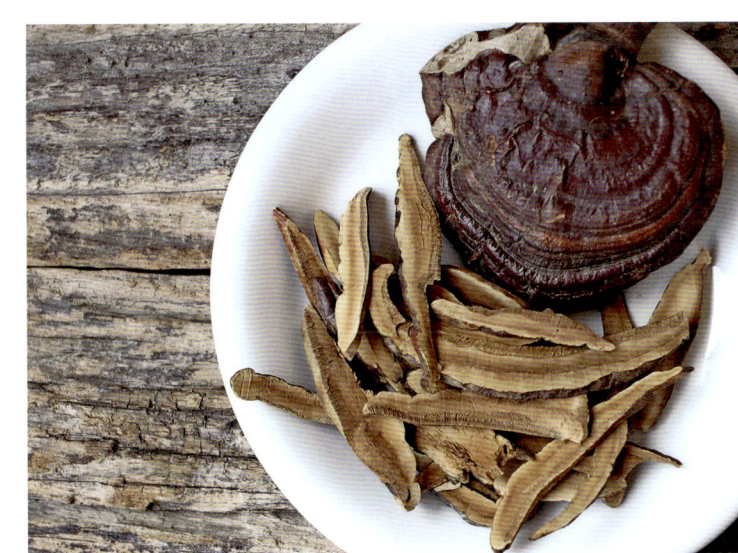

Den Arzneipilz Reishi (Ganoderma lucidum) empfehlen wir als Kräftigungsmittel nach erfolgter Krebstherapie.

!

Krebspatienten können von dem Verzehr von Speisepilzen profitieren.

Zu beachten Hinweise darauf, dass die Einnahme des Mandelpilzes den Erfolg von Chemotherapien negativ beeinflussen könnte, gibt es bis heute nicht. Bisherige Untersuchungen stellten im Gegenteil fest, dass sich Krebszellen bei der Behandlung mit dem Mandelpilz schlechter gegen Chemotherapien verteidigen können.

Arzneipilze beeinflussen das Abwehrsystem. Aus diesem Grunde sollten sie nicht nach einer Organverpflanzung oder bei der Einnahme von Medikamenten, welche die Funktion des Abwehrsystems mindern (Immunsuppressiva), angewandt werden.

Arzneipilze als Nahrungsmittel Wir raten unseren Patienten, während einer Krebstherapie regelmäßig Pilze zu verzehren. Denn viele unserer Speisepilze haben ebenfalls arzneiliche Wirkungen und können zu den Arzneipilzen gezählt werden. Allen voran der in Deutschland beliebteste Speisepilz, der Zucht-Champignon (Agaricus bisporus).

Delikate Bio-Champignons lassen sich zuhause ohne Aufwand mit Zuchtsets ziehen.

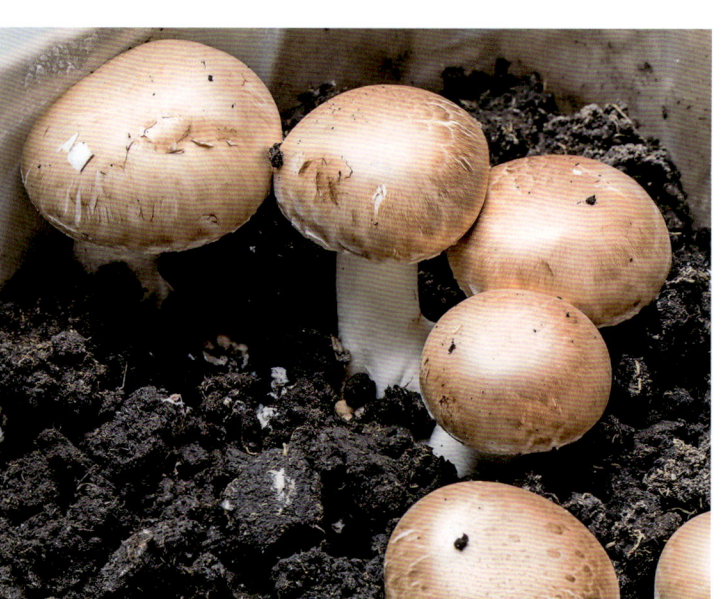

SPEISEPILZ	WIRKUNGEN	BESONDERS RATSAM BEI
Champignon (Agaricus bisporus)	Immunstimulierend, schützt Leberzellen, behindert das Enzym Aromatase (Dessen Behinderung ist hilfreich bei hormonabhängigen Krebserkrankungen.)	Prostata-, Leber- und Brustkrebs Während Chemotherapien
Shiitake (Lentinula edodes) (Sehr selten sind allergische Hautreaktionen nach dem Verzehr möglich. Sprechen Sie dann mit Ihrem Arzt.)	Immunstimulierend, cholesterinsenkend, antiviral, hemmt das Tumorwachstum, stärkt die Potenz, versorgt den Körper mit Vitamin D	Krebserkrankungen der Lunge, der Brust und des Verdauungstraktes, Abwehrschwäche nach Chemotherapie, Impotenz
Judasohr (Auricularia auricula-judae) (Nicht verzehren während der Schwangerschaft oder der Einnahme von blutverdünnenden Medikamenten.)	Immunstimulierend, entzündungshemmend, cholesterinsenkend, befeuchtet die Schleimhäute, hemmt die Blutgerinnung	Trockener Husten, Verstopfung, Krebserkrankungen der Haut und des Bindegewebes wie Sarkome, Tendenz zu Arterienverkalkung (Arteriosklerose) oder Blutgerinnseln (Thrombose)
Austernpilz (Pleurotus ostreatus)	Immunstimulierend, cholesterinsenkend	Prostatakrebs, erhöhte Blutfettwerte, Tendenz zu Arterienverkalkung (Arteriosklerose)

Übrigens können Sie Champignons mit geringem Aufwand zuhause im Keller oder auf dem Balkon züchten. Im Anhang finden Sie eine Adresse, bei denen Sie entsprechende Zuchtsets in Bio-Qualität bestellen können. Unser Tipp: Sind die Champignons erntereif, stellen Sie sie samt Zuchtset für einen halben Tag in die Sonne. Wie die Universitätsklinik Freiburg feststellte, animiert die UV-B-Strahlung des Sonnenlichts die Pilze zur Bildung von Vitamin D. Selbst angebaute Champignons sind übrigens deutlich aromatischer als gekaufte.

Weitere naturheilkundliche Verfahren und die „biologische Chemotherapie"

!

Auch die Behandlungen mit Mistelinhaltsstoffen, Enzymen, Thymusfaktoren und die Hyperthermie finden heute Anerkennung.

Die Naturheilkunde kennt mittlerweile verschiedene weitere Verfahren, die Krebserkrankung günstig zu beeinflussen. Dazu zählen unter anderem die Misteltherapie, die Therapie mit Enzymen und Thymusfaktoren und die Hyperthermie. Bei letzterer wird das Tumorgewebe von außen erwärmt, um die Krebszellen zu schädigen. Gute Informationen und Beratung zu diesen Therapien bietet die Gesellschaft für biologische Krebsabwehr (siehe Anhang).

Wir möchten Ihnen eine weitere und aus unserer Sicht aussichtsreiche Therapieform vorstellen, die sogenannte „biologische Chemotherapie".

Was ist eine „biologische Chemotherapie"?

!

Die biologische Chemotherapie – eine Option bei schlechter Prognose oder Resistenzen während der Chemotherapie.

Viele pflanzliche Stoffe haben das Potenzial, Krebszellen in ihrem Wachstum einzuschränken. Das haben Sie bereits im Abschnitt „Bunt essen – Farbe zeigen gegen Krebs" lesen können. Diese Anti-Krebs-Stoffe können dem Patienten auch in sehr hoher Dosierung, meist mittels Infusionen, verabreicht werden. Wir nennen dieses Verfahren „biologische Chemotherapie". Sie stellt nach der heutigen Erkenntnis keine Alternative zur schulmedizinischen Krebstherapie dar. Dennoch kann sie in bestimmten Fällen als zusätzliche Option in Erwägung gezogen werden. Wir empfehlen zum Beispiel,

- bei Krebserkrankungen mit sehr schlechter Prognose,
- bei Krebserkrankungen, bei denen aufgrund von Resistenzen herkömmliche Chemotherapeutika nicht anschlagen und
- als Alternative zur sogenannten palliativen Chemotherapie

eine biologische Chemotherapie in Betracht zu ziehen.

Kein Nutzen durch palliative Chemotherapie

Besteht aus medizinischer Sicht keine Aussicht mehr auf Heilung, wird von Ärzten oft die sogenannte palliative Chemotherapie empfohlen. Sie soll die Lebenserwartung verlängern. Untersuchungen der letzten Jahre haben dies nicht bestätigt. Im Gegenteil: Palliative Chemotherapien gehen mit großen Einbußen an Lebensqualität einher, ohne die Lebenserwartung wesentlich zu verlängern. Patienten, die sich einer palliativen Chemotherapie unterziehen, haben zudem das größere Risiko, als Schwerstkranke auf Intensivstationen zu sterben.

Aus diesem Grund raten wir Ihnen, nicht auf ärztlichen Druck einer palliativen Chemotherapie zuzustimmen. Nehmen Sie sich Zeit für eine Entscheidung. Dafür können Sie sich eine Zweitmeinung einholen. Idealerweise bei einem Onkologen, der auch naturheilkundliche Therapieaspekte berücksichtigt.

Verschiedene natürliche Anti-Krebs-Substanzen kommen für eine biologische Chemotherapie in Frage. Dazu zählen unter anderem Vitamin C, Curcumin (der Farbstoff aus Kurkuma), Resveratrol (findet sich unter anderem in roten Trauben) und das sogenannte Artesunat. Letzteres ist dem natürlichen Stoff Artemisinin nachempfunden, der im Kraut des einjährigen Beifußes (Artemisia annua) zu finden ist. Eine biologische Chemotherapie sollte von erfahrenen Therapeuten (naturheilkundlich orientierte Ärzte oder Heilpraktiker) durchgeführt werden.

Wirksamkeitsnachweis an zirkulierenden Tumorzellen

Welcher natürliche Anti-Krebs-Stoff bei der biologischen Chemotherapie angewandt wird, kann an den zirkulierenden Tumorzellen getestet werden. Es handelt sich dabei um Zellen, die vom Tumorgewebe aus in die Blutbahn geschwemmt werden. Einige von ihnen haben die Fähigkeit, Metastasen zu bilden. Deshalb werden sie vom Abwehrsystem meist innerhalb kurzer Zeit vernichtet. Neueste Labormethoden erlauben, zirkulierende Tumorzellen mithilfe einer Blutprobe nachzuweisen. Die entnommenen Tumorzellen können hinsichtlich ihrer Anzahl und Art Hinweise auf die Prognose einer Erkrankung geben. Zusätzlich kann an ihnen ausgetestet werden, welcher natürliche Anti-Krebs-Stoff für eine biologische Chemotherapie den größten Erfolg verspricht. Sehr bewährt hat sich hierfür der Test *maintrac sensitivity* des Labors Pachmann (siehe Anhang). Die Kosten für diesen Test werden bis jetzt nur in Einzelfällen von den Krankenkassen getragen. Kontaktieren Sie zunächst das Labor, wenn Sie Fragen zur Kostenübernahme stellen möchten.

> **!**
>
> Nicht jeder Anti-Krebs-Stoff ist bei einer speziellen Krebserkrankung hilfreich. Ein Test kann Klarheit verschaffen.

Zusammenfassung

Mit dem von uns aufgezeigten Konzept werden Sie selbst aktiv. Es beinhaltet die aus unserer Sicht aussichtsreichsten naturheilkundlichen Maßnahmen. Wir fassen noch einmal für Sie zusammen, wie sich unsere Ratschläge verbinden.

Die verschiedenen Elemente des Konzeptes stärken in erster Linie die körpereigenen Strategien gegen eine Krebserkrankung. Dazu zählen:

- die Aktivierung des Abwehrsystems,
- die Aktivierung des Stoffwechsels und
- die Entgiftung von Geweben und Organen.

Einzelne Methoden dienen Ihnen vor allem als psychische Unterstützung. Die empfohlenen Vitalstoffe der Lebensmittel, die Arzneipilze, das Selen und das Vitamin D weisen zusätzlich eigene krebswidrige Eigenschaften auf.

Die spezifischen Wirkungen der einzelnen Teile des Konzepts können Sie der folgenden Tabelle entnehmen. Wie Sie sehen, werden einzelne Ziele, wie die Aktivierung des Abwehrsystems, durch unterschiedliche Methoden angesprochen. Die Beeinflussung einzelner Vorgänge durch verschiedene Herangehensweisen soll die Wirksamkeit unseres Gesamtkonzepts gewährleisten. Die dadurch entstehenden Synergieeffekte erhöhen die Wirkkraft der einzelnen Maßnahmen.

> **!**
>
> Synergieeffekte verstärken die Wirksamkeit der einzelnen Empfehlungen.

Auf einem Blick: Die spezifischen Wirkungen der einzelnen Teile unseres Anti-Krebs-Programms

	AKTIVIE-RUNG DES ABWEHR-SYSTEMS	PSYCHI-SCHE UNTER-STÜTZUNG	AKTIVIE-RUNG DES STOFF-WECHSELS	ENT-GIFTUNG	DIREKTE KREBS-WIDRIGE EIGEN-SCHAFTEN	MÖGLICHE AUSWIR-KUNGEN AUF DIE PROGNOSE
Körperliche Aktivität	dunkelgrün	hellgrün	dunkelgrün	dunkelgrün		dunkelgrün
Ernährungs-umstellung	dunkelgrün		dunkelgrün	dunkelgrün	hellgrün	dunkelgrün
Professionelle psychische Beratung und Behandlung	hellgrün	dunkelgrün				hellgrün
Entspannungs-techniken	hellgrün	dunkelgrün				hellgrün
Vitamin D	dunkelgrün	hellgrün			dunkelgrün	dunkelgrün
Selen	dunkelgrün			dunkelgrün	dunkelgrün	dunkelgrün
Arzneipilze	dunkelgrün	hellgrün	hellgrün	hellgrün	dunkelgrün	dunkelgrün

Legende: Dunkelgrün: starker Einfluss. Hellgrün: mäßiger bis starker Einfluss.

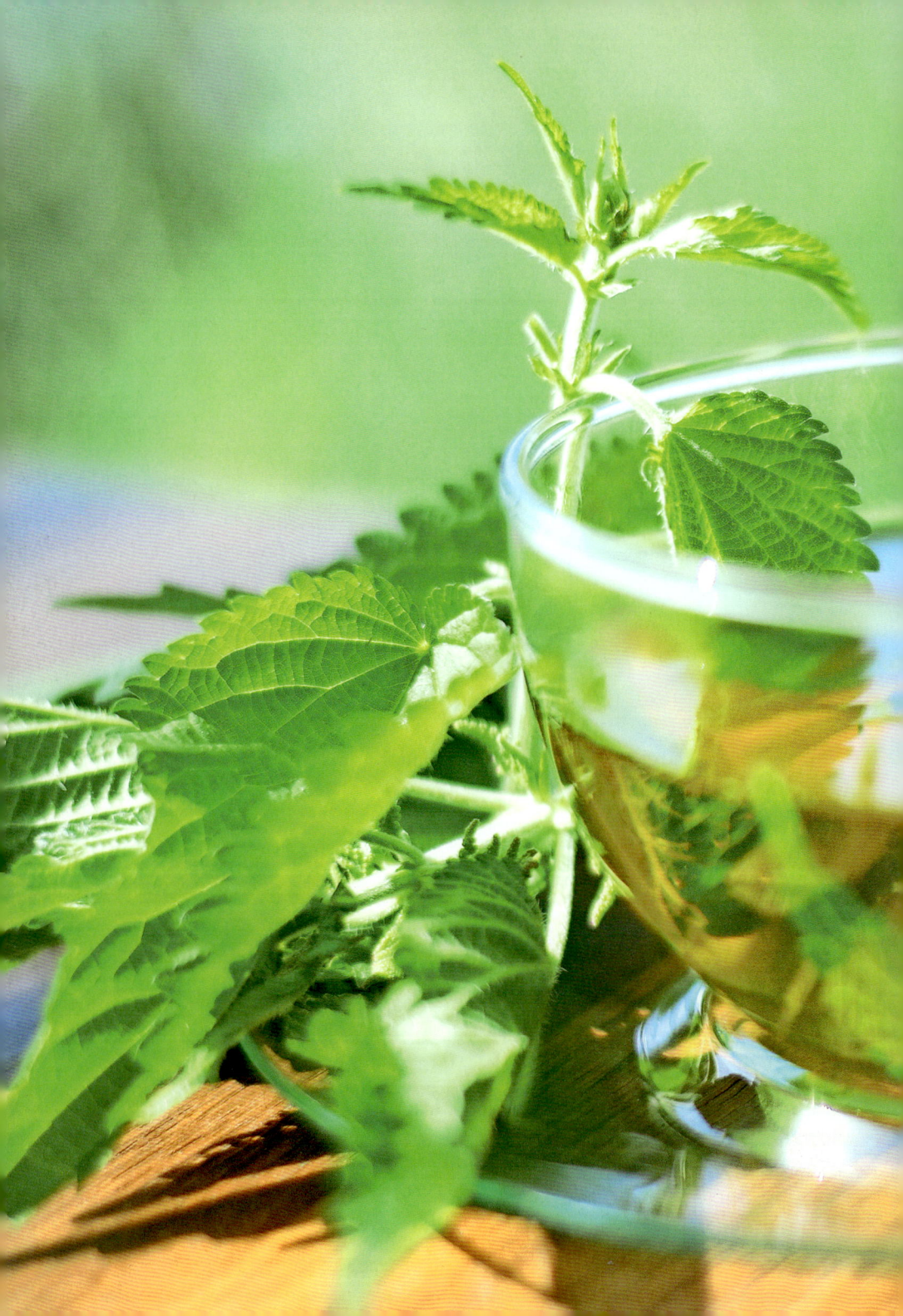

BESCHWERDEN UND NEBENWIRKUNGEN VON KREBSTHERAPIEN NATURHEILKUNDLICH BEHANDELN

Schulmedizinische Krebstherapien haben einen gerissenen Feind: Die Krebszelle ist äußerst widerstandfähig und arbeitet eifrig an ihrer eigenen Unsterblichkeit. Die Krebstherapie rückt ihr deshalb aggressiv zu Leibe. Das kann mit erheblichen Nebenwirkungen für den ganzen Körper einhergehen. Und nun die gute Nachricht: Bei allen Nebenwirkungen können Sie etwas Positives für sich tun. Die Naturheilkunde stattet Sie mit Mitteln aus, mit denen Sie die Nebenwirkungen nicht passiv erleiden, sondern aktiv behandeln können.

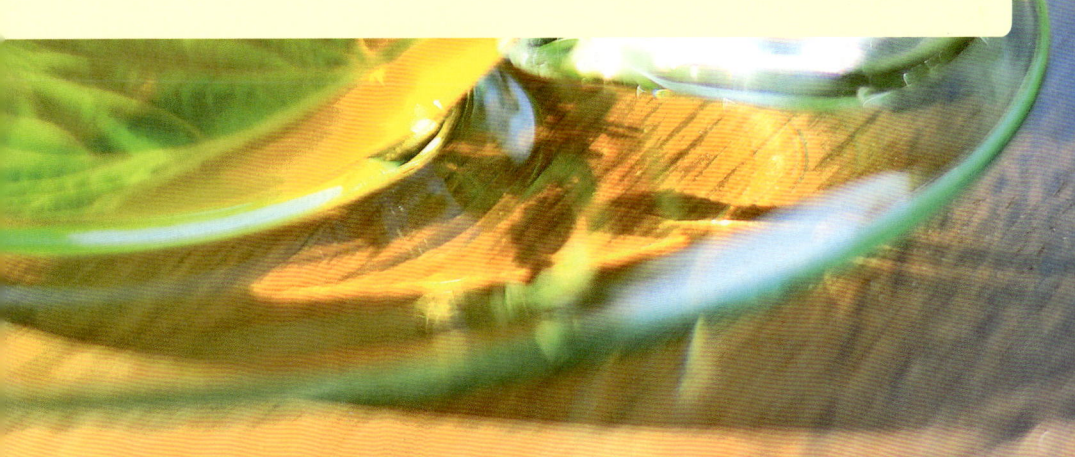

Wichtige Anmerkungen

Bevor Sie Ihre Beschwerden mit den Ratschlägen aus diesem Buch behandeln, sollten Sie folgende Hinweise berücksichtigen:

- **Rücksprache mit dem Arzt:** Informieren Sie Ihren Arzt über jede neue Beschwerde, die während der Krebstherapie auftritt. Setzen Sie ihn auch davon in Kenntnis, wenn Sie diese mit Ratschlägen aus diesem Buch behandeln.
- **Verfügbarkeit der Präparate:** Wir empfehlen Präparate, die sich in der Anwendung bewährt haben und in Deutschland rasch über Apotheken bezogen werden können. Außerhalb Deutschlands können bestimmte Präparate nicht erhältlich sein. Fragen Sie dann Ihren Apotheker nach alternativen Produkten.
- **Wechselwirkungen und Gegenanzeigen beachten:** Pflanzliche Arzneien können die Wirkung von Krebstherapien beeinflussen und bei bestimmten Erkrankungen nicht angezeigt sein. Lesen Sie deshalb bei allen in diesem Buch empfohlenen Präparaten die Packungsbeilage. Wechselwirkungen und Gegenanzeigen für die Bestandteile der von uns empfohlenen Teemischungen finden Sie im Anhang.
- **Hinweise für die Teetherapie:** Bei einzelnen Beschwerden empfehlen wir Teemischungen, deren Einsatz sich bewährt hat. Sie können diese in Kräuterapotheken (siehe Anhang) mischen lassen. Sofern nicht anders erwähnt, sind alle Teemischungen für die innerliche Einnahme gedacht. Bitte süßen Sie die Tees nicht und trinken Sie sie vor oder zu den Mahlzeiten. Falls Ihnen eine Teemischung zu bitter ist, halbieren Sie die empfohlene Dosis für zwei Wochen. Dann dürften Sie sich an den Geschmack gewöhnt haben und können zur ursprünglichen Dosierung zurückkehren. Die im Buch enthaltenen Dosierungsempfehlungen sind für Erwachsene geeignet. Für Kleinkinder ab drei Jahren kann ein halber Teelöffel, für Kin-

der ab sechs Jahren ein Teelöffel der jeweils empfohlenen Tee-mischung verwendet werden.

Bei bestimmten Beschwerden werden wir als zusätzliche Alterna-tiven die Hanfpflanze oder zwei ihrer Wirkstoffe erwähnen. Wir zeigen Ihnen nun kurz auf, was Sie dazu wissen sollten.

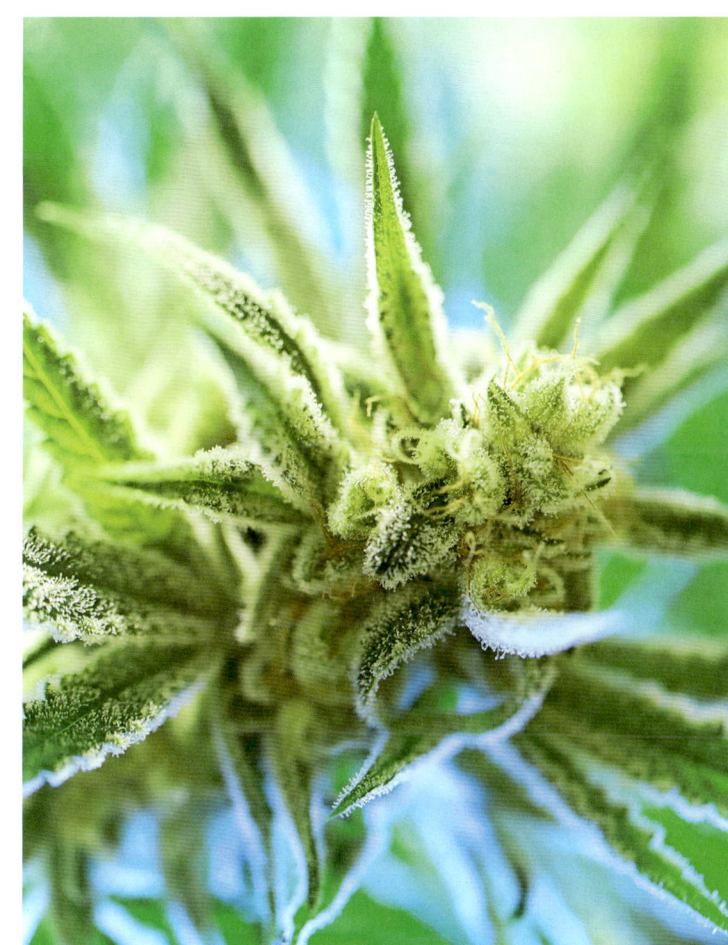

Krebspatienten können von der medizinischen Anwendung der Hanfpflanze profitieren.

Cannabisblüten, Dronabinol und Cannabidiol: Wirksame Alternativen aus der Hanfpflanze

Die Hanfpflanze (Cannabis sativa) stößt in der modernen Krebsforschung auf großes Interesse. Die Blüten der Pflanze und zwei ihrer Inhaltsstoffe, Dronabinol und Cannabidiol, können für die naturheilkundliche Behandlung von Krebspatienten von großem Nutzen sein.

Cannabisblüten: Am 19. Januar 2017 hat der Bundestag ein neues Gesetz für die medizinische Verwendung von Cannabis beschlossen. Krankenkassen müssen nun für Schwerkranke die Kosten für medizinisches Cannabis ersetzen. Seine Anwendung kann bei Schmerzen, Depressionen, Appetitlosigkeit, Übelkeit und Schlafstörungen hilfreich sein. Cannabis sollte spätestens bei weit fortgeschrittenen Krebserkrankungen in Betracht gezogen werden. Seine Anwendung kann die Lebensqualität deutlich anheben, auch wenn die Krebserkrankung selbst nicht mehr behandelbar ist.

Dronabinol: Die Wirksamkeit von Dronabinol bei Übelkeit, Erbrechen, Geschmacksstörungen, Gewichtsverlust und Appetitlosigkeit bei Krebspatienten ist durch Studien belegt. Zudem kann Dronabinol zur Schmerzbehandlung eingesetzt werden. Die Einnahme kann begleitend zu schmerzstillenden Opiaten erfolgen, welche dadurch oft reduziert werden können. Dronabinol muss von einem Arzt verordnet werden. Die privaten Kassen erstatten die Kosten meist, mit den gesetzlichen muss verhandelt werden. Hilfestellung hierfür bietet zum Beispiel der Hersteller THC-Pharm (www.thc-pharm.de) an.

Cannabidiol: CBD ist als Arzneimittel seit 2016 verschreibungspflichtig, als Nahrungsergänzungsmittel weiterhin freiverkäuflich. Nahrungsergänzungsmittel in hoher Qualität bieten die Firmen Medihemp und Cibdol. Studien zufolge kann CBD bei Angstzuständen, Schmerzen und Depressionen hilfreich sein.

Leider verfügen nur wenige Ärzte über ausreichende Erfahrung mit Cannabis und Cannabis-Wirkstoffen. Die Arbeitsgemeinschaft Cannabis als Medizin (www.arbeitsgemeinschaft-cannabis-medizin. de) kann Ihnen bei der Suche nach einem geeigneten Arzt helfen.

Unser Tipp: Auf www.naturheilkunde-krebs.de finden Sie unseren Blog zum Buch. Er widmet sich unter anderem dem Schwerpunktthema „Cannabis bei Krebs". Dort finden Sie laufend aktualisierte Informationen über die Kostenübernahme, Wirkung und Anwendung von Cannabis und Cannabisprodukten.

Abwehrschwäche

Während Sie den ersten Satz dieses Abschnittes lesen, hat Ihr Knochenmark fast 10 Millionen neue Blutzellen gebildet. Die meisten davon sind sogenannte rote Blutkörperchen, die in der Lunge mit Sauerstoff beladen werden. Daneben sprudeln aus dem Knochenmark auch die verschiedenen Abwehrzellen. Während einer Chemo- und Strahlentherapie ist deren Bildung oft beeinträchtigt. Denn beide Therapien schaden nicht nur den Krebszellen. Sie stören auch die Entwicklung sich schnell bildender Zellen wie der Abwehrzellen. Dies kann die Schlagkraft des Abwehrsystems beeinträchtigen.

!

Müdigkeit, Schwäche, Appetitlosigkeit, Gewichtsverlust, Infektionen: mögliche Symptome einer Abwehrschwäche.

Daneben können Faktoren wie Stress, seelische Belastungen, Bewegungsmangel, Medikamente, eine einseitige Ernährung und Genussmittel wie Nikotin und Alkohol das Abwehrsystem schwächen.

Folgende Symptome können Anzeichen einer Abwehrschwäche sein:
* Sie fühlen sich schwach und müde,
* Sie haben keinen Appetit,
* verlieren Gewicht und
* leiden gehäuft unter Infektionen mit Bakterien, Viren oder Pilzen.

Das Vorliegen einer Abwehrschwäche kann beim Arzt durch eine Blutuntersuchung bestätigt werden.

Bewährte naturheilkundliche Mittel

!

Bei einer Infektion kann die Behandlung mit pflanzlichen Antibiotika angedacht werden.

Wir zeigen Ihnen verschiedene Möglichkeiten auf, wie Sie Ihr Abwehrsystem stärken können. Wer unter einer Infektion leidet, kann in Absprache mit seinem Arzt den Einsatz pflanzlicher Antibiotika in Betracht ziehen. Werfen Sie hierfür einen Blick in den Abschnitt „Infektionen".

HEILPFLANZEN/ NATURHEILMITTEL	BEURTEILUNG	HINWEISE
Kapland-Pelargonie (Pelargonium sidoides)	Studien belegen immunstärkende, antibakterielle und antivirale Eigenschaften. [7]	• Empfehlenswert ist der Pelargonienextrakt in *Umckaloabo*.
Katzenkralle (Uncaria tomentosa)	Studien belegen antivirale, erschöpfungswidrige und immunstärkende Wirkung. Kann positive Auswirkungen auf die Anzahl der Abwehrzellen haben. [8]	• 2- bis 3-mal tgl. 1 EL mit ¼ Liter siedendem Wasser übergießen und zugedeckt 15 Minuten ziehen lassen
Zink	Unterstützt die Funktion des Abwehrsystems. Kann die Dauer eines Infektes verkürzen	• Bei akuten Infekten: Maximal 5 x tgl. alle 2 Stunden 10 mg Zink einnehmen, nicht länger als 5 Tage • Bei Erkältungen mehrmals tgl. Lutschtabletten mit 5 mg Zink • Bei wiederkehrenden Infekten: 15 mg Zink tgl.
Vitamin C	Unterstützt die Funktion des Abwehrsystems. Kann die Dauer eines Infektes verkürzen	• Vitamin C kann dem Körper in hohen Mengen über die Superfoods Aronia, Hagebutte, Sanddorn oder Acerola zugeführt werden. • Vitamin-C-Infusionen bei einem Therapeuten sind bei wiederkehrenden Infekten eine sinnvolle Option.

Was Sie sonst noch tun können

*   Angenommen, Sie könnten Ihre Abwehrzellen mit einer Rede motivieren. An welchen Ort im Körper müssten Sie sich stellen, um zu möglichst vielen Abwehrzellen gleichzeitig zu sprechen? Richtig, in den Darm! Achtzig Prozent der Abwehrzellen verbringen ihre Arbeitszeit im Darm. Vom Darm aus können sie auch stimuliert werden. Am einfachsten gelingt dies, indem Sie Ihre Darmflora stärken. Dafür eignet sich der Verzehr von milchsauer vergorenen Lebensmitteln und Säften.

!

Wer die Darmflora stärkt, stärkt sein Abwehrsystem.

*   Entspannungstechniken und regelmäßige körperliche Bewegung sind probate Mittel, um das eigene Abwehrsystem zu stärken. Im Abschnitt „Mit Naturheilkunde aktiv zur Genesung beitragen" finden Sie geeignete Angebote.
*   Schließen Sie die morgendliche Dusche mit einem kalten Wasserguss ab. Nicht nur Ihr Kreislauf, auch Ihr Abwehrsystem wird damit geweckt. Beginnen Sie langsam von den Zehen aufwärts Ihre Beine mit kaltem Wasser abzubrausen. Führen Sie den Duschkopf dabei langsam zur Körpermitte hin. Wer schon etwas Übung hat, braust im Anschluss auch die Arme ab. Auch hier soll möglichst herzfern, also bei den Fingerspitzen, begonnen werden.
*   Die Einnahme von Honig kann bei Abwehrschwäche hilfreich sein. Dies zeigte eine 2016 veröffentlichte Studie mit Kindern, die an Leukämie erkrankt waren. Sie litten weniger unter Fieber, Blutarmut und Infekten. Honig kann auch bei Ihnen hilfreich sein. Besonders empfehlenswert ist die regelmäßige Einnahme von Lindenblüten-Honig.

Ängste

Ohne Ängste würden wir gefährlich leben. Sie warnen uns davor, gewisse Fehler erneut zu begehen oder uns unnötigen Gefahren auszusetzen. Eine dauerhafte Angst schwächt hingegen, sie hemmt unsere Entfaltungsmöglichkeiten und kann zu depressiven Verstimmungen führen. Eine Krebserkrankung löst bei jedem Betroffenen Unsicherheiten aus. Das eigene Leben verläuft nicht mehr in den gewohnten Bahnen. Der Alltag, die sozialen Bindungen, das Körpergefühl und die Selbstwahrnehmung verändern sich. Dazu kommen Fragen wie: Werde ich optimal behandelt? Sind nach der Behandlung wirklich alle Krebszellen verschwunden? Kommt der Krebs wieder?

Dabei entstehende Ängste schwächen den Körper und vor allem das Abwehrsystem. Sie kosten Energie und beeinträchtigen die Lebensqualität.

Mit Ihren Ängsten sind Sie nicht allein. In Selbsthilfegruppen können Sie erfahren, wie andere Betroffene mit den Ängsten umgehen. Auch Psychoonkologen (siehe Anhang) stehen Ihnen zur Seite. Die Kosten hierfür werden von den Krankenkassen übernommen.

Bewährte naturheilkundliche Mittel

Pflanzliche Angstlöser wie Passionsblume und Lavendel liefern gute Ergebnisse. Sollten diese nicht helfen, können Sie mit Ihrem Arzt die Anwendung von Cannabis, Cannabinoiden (Cannabidiol) oder angstlösenden Medikamenten besprechen. Johanniskraut haben wir aufgrund der möglichen Wechselwirkungen mit Krebsmedikamenten nicht aufgeführt.

HEILPFLANZEN/ NATURHEILMITTEL	BEURTEILUNG	HINWEISE
Passionsblume (Passiflora incarnata)	Studien belegen gute Wirkungen bei Angstzuständen und nervöser Unruhe. Nimmt die Angst vor Operationen [9]	• Eine gute Option sind Zubereitungen aus einem Trockenextrakt wie *Passidon*.
Lavendel (Lavandula angustifolia)	Studien belegen gute Wirkungen bei Angstzuständen und nervöser Unruhe [10]	• Die orale Einnahme von Lavendelöl (*Lasea*) hat sich in Studien bewährt.
Bachblüten-Rescue-Mischung	Erfahrungsgemäß hilfreich als Notfallmittel vor oder nach extremen körperlichen oder seelischen Belastungen	• Bachblüten-Rescue-Mischungen können als Tropfen, Globuli oder Dragees angewandt werden. • Sie können diese immer mit sich führen und vor und nach Operationen, Arztterminen oder anderen aufwühlenden Situationen einsetzen.

Was Sie sonst noch tun können

- Misstrauen dient als Nährboden für Ängste. Während einer Krebstherapie müssen Sie und Ihre Behandler eine Reihe von Entscheidungen treffen. Der Krebsinformationsdienst des Deutschen Krebsforschungszentrums und die Gesellschaft für biologische Krebsabwehr (siehe Anhang) versorgen Sie mit den nötigen Informationen, damit Sie für sich diese Entscheidungen nachvollziehen können. Sprechen Sie Ihre Therapeuten offen darauf an, wenn Sie Zweifel an einem therapeutischen Vorgehen haben.

!

Seriöse Informationen können dabei helfen, Misstrauen abzubauen.

- Lassen Sie sich nicht von unsachlichen Informationen aus dem Internet oder sonstigen Medien verunsichern. Oft stecken hinter solchen Informationen knallharte Geschäftsinteressen, die mittels absichtlicher Täuschung Geld mit Ihrer

> **!**
>
> Wahrheit oder Täuschung? Mittels Checklisten lassen sich Gesundheitsinformationen im Netz bewerten.

Angst machen wollen. Die Qualität von Gesundheitsinformationen im Netz können Sie mithilfe von Checklisten überprüfen (siehe Anhang).

- Entspannungstechniken können die Anspannungen lösen, die durch Ängste verursacht werden. Auch der Aufenthalt in der Natur dient erwiesenermaßen dem Abbau von Ängsten.
- Seelische Beschwerden wie Ängste können von vielen Personen gut kreativ verarbeitet werden. Wie können Sie sich kreativ ausdrücken? Vielleicht musizieren, malen oder tanzen Sie gerne? Oder möchten Sie das, was Sie bewegt, lieber aufschreiben?

Wie Sie mit Gedanken Ihre Angst beeinflussen

Oft ist es uns nicht bewusst, dass wir mitentscheiden, wie wir uns fühlen. Wir glauben, eine bestimmte Situation sei für ein Gefühl verantwortlich. Zwischen der Situation und dem Gefühl stehen jedoch die persönliche Einstellung und die Gedanken. Daher reagiert nicht jeder Mensch auf dieselbe Situation mit demselben Gefühl.

Versuchen Sie einmal, sich selbst zu beobachten. Wie reagieren Sie auf bestimmte Situationen? Welche Gedanken gehen Ihnen dabei durch den Kopf und welche Gefühle lösen diese Gedanken aus? Versuchen Sie einmal, negative Gedanken durch positive zu ersetzen. Wie verändert dies Ihre Gefühlswelt? Positiv zu denken ist nicht immer leicht. Besonders, wenn man mit der Diagnose Krebs leben muss. Dennoch zahlt es sich aus, sich darin zu üben. Sogar Ängste lassen sich damit positiv beeinflussen.

Appetitlosigkeit

Der Körper benötigt laufend Nachschub an Nährstoffen. Welche genau er braucht, vermittelt er uns zum Beispiel mit Hilfe des Appetits. Der Appetit lässt uns genussvoll essen und zu bestimmten Speisen greifen. Durch den Einfluss der Krebstherapien kann der Appetit gestört sein oder sogar in Ekel umschlagen. Eine Appetitlosigkeit kann bei Erkrankungen wie einer Erkältung sogar der Genesung dienlich sein. Bei Krebspatienten ist dies nicht der Fall. Sie sind auf die regelmäßige Versorgung von Nähr- und Vitalstoffen angewiesen. Ein gesunder Appetit beugt zudem der gefährlichen Abmagerung vor.

!

Abmagerung und Mangelzustände sind für Krebspatienten gefährliche Folgeerscheinungen einer Appetitlosigkeit.

Bei Appetitlosigkeit durch Übelkeit hat sich Ingwer bewährt.

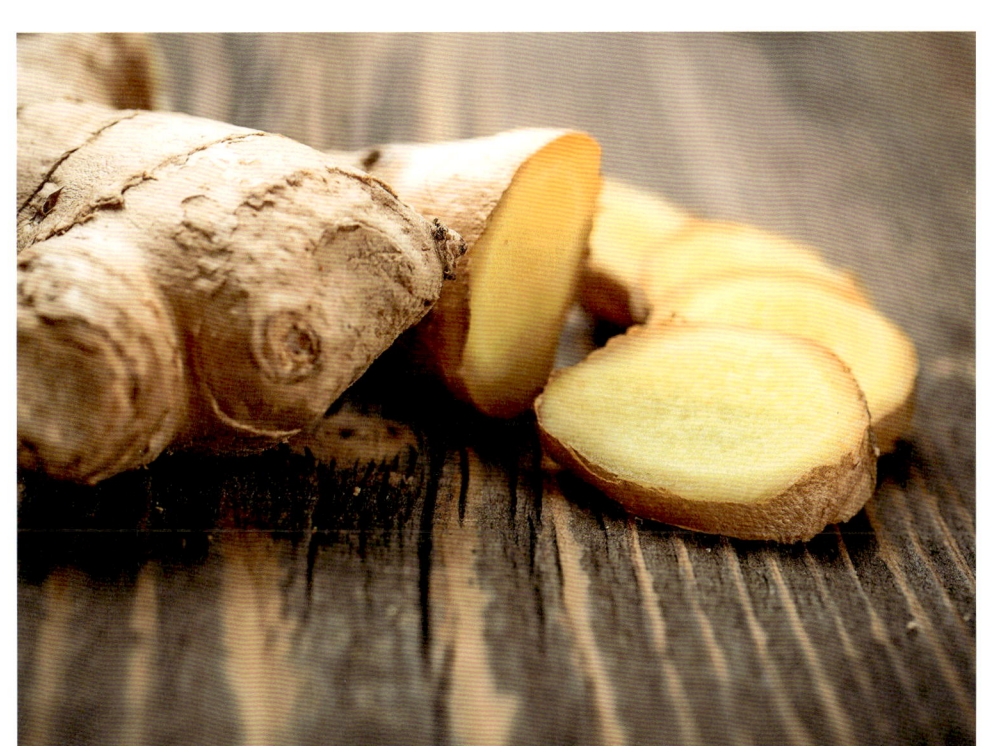

Klären Sie zusammen mit Ihrem Arzt die möglichen Ursachen einer Appetitlosigkeit. In Frage kommen zum Beispiel Geschmacksstörungen oder Verdauungsbeschwerden wie Übelkeit, Völlegefühl oder Blähungen. Werfen Sie auch einen Blick in die entsprechenden Abschnitte dieses Buches.

Bewährte naturheilkundliche Mittel

HEILPFLANZEN/ NATURHEILMITTEL	BEURTEILUNG	HINWEISE
Heilpflanzen mit Bitterstoffen	Regen den Appetit und die Verdauung an	• Geeignet sind Bittertropfen wie *Amara Tropfen Weleda, Iberogast, Bitter-Alpin* oder *Enzian Magentonikum Wala*. Anwendung vor dem Essen • Ein bewährtes Rezept für Bittertropfen, das Sie sich in der Apotheke mischen lassen können: 40 ml Tinctura Amara und 10 ml Tinctura Zingiberis • Nehmen Sie alle erwähnten Tropfen mit etwas Wasser ein. Dosieren Sie so, dass das Wasser für Sie angenehm bitter schmeckt.
Ingwer (Zingiberis officinalis)	Wirksam bei Appetitlosigkeit durch Übelkeit oder Erbrechen [11]	• Geeignet sind Ingwerextrakte. Entweder in Tropfenform (*IngwerPURE*) oder als Kapseln (*Zintona*)
Verdauungsfördernde Gewürzkräuter	Regen den Appetit und die Verdauung an	• Dazu zählen unter anderem Basilikum, Ingwer, Rosmarin, Thymian oder Majoran. • Peppen Sie Ihre Gerichte mit diesen und anderen Gewürzen auf.

Wenn die erwähnten Maßnahmen nicht helfen, sind Cannabisblüten oder Dronabinol aus dem Hanfgewächs eine gute Option. Deren Wirksamkeit bei Appetitlosigkeit bei Krebspatienten ist durch Studien belegt. Näheres dazu finden Sie im Abschnitt „Wichtige Anmerkungen".

Was Sie sonst noch tun können

- Erlauben Sie sich während einer Appetitlosigkeit auch Nahrungsmittel, die Sie für nicht besonders gesund halten. Auch „Kaloriensünder" wie Sahne und Butter sind dann erwünscht.
- Führen Sie immer ausreichend Snacks mit sich. So haben Sie gleich etwas zur Hand, wenn der Appetit kommt.
- Probieren Sie aus, was für Ihren Appetit förderlich ist. Gehen Sie mal auswärts essen oder laden Sie sich Gäste ein.
- Trinken Sie lieber nichts kurz vor, während oder kurz nach den Mahlzeiten.
- Auge und Nase essen mit! Vermeiden Sie intensive Essensgerüche in Ihrer Wohnung und verwöhnen Sie Ihre Augen mit schön angerichteten Speisen. Vielleicht ist es Zeit für ein neues und farbenfrohes Geschirr?

Blähungen

Durch die Krebstherapien können Darmflora und -schleimhaut geschädigt werden. Dies beeinträchtigt die Verdauung und freut unliebsame Darmkeime. Sie stürzen sich auf halbverdaute Lebensmittel und schließen diese unter Gasbildung auf. Länger anhaltende Blähungen sollten vom Arzt untersucht werden. Als Auslöser kommen nämlich auch andere Ursachen in Frage. Dazu zählen unter anderem Leberfunktionsstörungen, chronische Darmentzündungen oder Nahrungsmittelunverträglichkeiten.

Liegt der Verdacht nahe, dass die Darmflora durch Medikamenteneinnahme stark geschädigt wurde, empfehlen wir eine Stuhluntersuchung. Mit dieser lässt sich feststellen, welcher Bakterienstamm mittels Probiotika ersetzt werden sollte. Treten die Beschwerden nach einer Antibiotika-Behandlung auf, so kann die Einnahme von Probiotika wie *Nutrimmun probiotik pur* hilfreich sein.

!

Eine Stuhluntersuchung klärt, welche Bakterienstämme unter einer Medikamenteneinnahme gelitten haben.

Bewährte naturheilkundliche Mittel

HEILPFLANZEN/ NATURHEILMIT-TEL	BEURTEILUNG	HINWEISE
Fenchel, Anis, Kümmel	Entblähende und ent-krampfende Heilpflanzen	• Trinken Sie mehrmals tgl. einen Tee mit Fenchel, Anis und Kümmel. • Diese Heilpflanzen finden sich auch in sogenannten 4-Winde-Ölen wie dem *Weleda Bäuchleinöl*. Diese sind zwar für Kinder entwickelt, helfen aber auch Erwachsenen. Massieren Sie Ihren Bauch damit ein, wobei Sie Ihre Hände im Uhrzeigersinn über den Bauch kreisen lassen.
Heilpflanzen mit Bitter-stoffen	Hilfreich, wenn Blähungen mit Appetitlosigkeit oder Völlegefühl einhergehen	• Geeignet sind Bittertropfen wie *Amara Tropfen Weleda, Iberogast, Bitter-Alpin* oder *Enzian Magentonikum Wala*.
Mariendistel (Silybum marianum)	Hilfreich, wenn Blähungen mit einer Belastung des Leberstoffwechsels einhergehen [12]	• Bewährte Präparate sind *Silymarin, Legalon forte* und *Hepa-loges*.

Was Sie sonst noch tun können

• Regelmäßige Bewegung ist auch bei Blähungen zu empfehlen.
• Berücksichtigen Sie die folgenden Ernährungstipps bei Blä-hungen.

WAS SIE MEIDEN SOLLTEN	WAS HILFREICH IST
Alkohol, Nikotin, fette Milchproduk-te, Kohl, rohes Obst oder Gemüse, Trinken während des Essens, Zwiebeln, Zucker, tierische Eiweiße, Zuckeraustauschstoffe wie Maltit oder Sorbit, Vollkornprodukte	Langsames Essen, gründliches Kauen, milchsaure Lebensmit-tel wie Brottrunk oder Joghurt, Würzen mit entblähenden Gewürzen wie Fenchel, Anis oder Kümmel

Blutarmut (Anämie)

Bei dem Tempo, mit dem die roten Blutkörperchen durch den Körper rauschen, würden sie rasch ihre kostbare Fracht, den Sauerstoff, verlieren. Wäre da nicht der rote Blutfarbstoff, das Hämoglobin. Der eisenhaltige Proteinkomplex vermag Sauerstoff zu binden.

!

Mehr als 50 Prozent der Krebspatienten leiden an Blutarmut.

Ist zu wenig Hämoglobin im Körper vorhanden, spricht man von Blutarmut. Die Zellen werden dann mit zu wenig Sauerstoff versorgt. Schnelle Ermüdbarkeit, Blässe, Schlaflosigkeit, Leistungsabfall, Konzentrationsstörungen und Schwindel können die Folgen sein. Bei der europäischen Studie über Anämie bei Krebs (ECAS) wurde bei über der Hälfte der Krebspatienten leichte bis starke Blutarmut festgestellt. Ein Großteil dieser Patienten leidet unnötig, so die Folgerung der Studie. Denn nur 40 Prozent der Betroffenen wurden von ihren Ärzten tatsächlich gegen Blutarmut behandelt.

Unser Tipp: Wenn Sie sich schlapp fühlen, fragen Sie Ihren Arzt, wie es um Ihren Hämoglobin-Wert bestellt ist. Dieser sollte über 12 g/dl liegen.

Bewährte naturheilkundliche Mittel

Die pflanzliche Eisentinktur und das Präparat *MoFerrin 21* können begleitend zu einer Behandlung mit Erythropoetin oder bei bestehendem Eisenmangel eingesetzt werden. Erythropoetin ist ein Hormon, das die Bildung von roten Blutkörperchen fördert.

HEILPFLANZEN/ NATURHEILMITTEL	BEURTEILUNG	HINWEISE
Rosenwurz (Rhodiola rosea)	Fördert die Bildung von Erythropoetin	• Empfehlenswert ist das in der Forschung meist verwendete Präparat *Rhodiolan*.
Pflanzliche Eisentinktur Zusammensetzung: 5 ml Tinctura Gentianae 10 ml Tinctura Taraxaci 10 ml Tinctura Urticae 15 ml Tinctura Aurantii 10 ml Tinctura Ferri pomati 10 ml Tinctura Angelicae	Pflanzliche Eisentinktur mit apfelsaurem Eisen und den natürlichen Eisenlieferanten Brennnessel (Urtica) und Löwenzahn (Taraxacum). Die Heilpflanzen Enzian (Gentiana), Engelwurz (Angelica) und Bitterorange (Aurantium) erleichtern die Eisenaufnahme.	• Ein von uns entwickeltes Rezept, das Sie so in der Zietenapotheke Berlin (siehe Anhang) bestellen können. • Nehmen Sie davon 2-mal tgl. 20 Tropfen mit etwas warmem Wasser ein.
MoFerrin 21	Erstes pflanzliches Präparat, dessen Eisen sehr gut aufgenommen wird. Enthält Eisenverbindungen aus dem Curryblatt	• Ratsam, wenn die beiden oberen Empfehlungen nicht helfen oder der Eisenmangel stark ausgeprägt ist.

Was Sie sonst noch tun können

!

Hülsenfrüchte wie Bohnen, Erbsen oder Linsen haben sehr viel Eisen.

• Eisenreiche Nahrungsmittel können den Körper beim Aufbau von Hämoglobin unterstützen. Doch muss es nicht gleich ein Rindersteak sein. Weiße Bohnen, Erbsen und Linsen haben doppelt so viel Eisen wie Rindfleisch! Ähnliche Werte liefern Getreidesorten wie Hirse und Hafer. Mit Vitamin-C-reichen Zutaten wie Petersilie oder Zitronensaft wird das Eisen besser aufgenommen. Als eisenhaltige Snacks für unterwegs empfehlen wir getrocknete Aprikosen, Haselnüsse und Kürbis- oder Sonnenblumenkerne.

- Auch die Rote Bete ist besonders im rohen Zustand reich an Eisen und an der für die Blutbildung wichtigen Folsäure. Besonders empfehlenswert bei Blutarmut sind milchsauer vergorene Rote-Bete-Säfte.

Chemobrain/geistige Leistungsfähigkeit

Krebstherapien wie die Chemo-, Strahlen- oder Antihormontherapie können die geistige Leistungsfähigkeit von Patienten beeinflussen. Ein Zustand, der neuerdings als Chemobrain bezeichnet wird. Chemobrain zeichnet sich durch Gedächtnis- und Aufmerksamkeitsstörungen, Konzentrationsschwäche, Wortfindungs- und Lernschwierigkeiten aus. Viele Patienten fühlen sich, als säße ein dichter Nebel in ihrem Gehirn. Meist ist die Lebensqualität dadurch stark beeinträchtigt, da das Verrichten alltäglicher Arbeiten mit Problemen einhergeht.

Die geistige Leistungsfähigkeit ist innerhalb weniger Monate meist wieder voll hergestellt. In Ausnahmefällen kann dies jedoch mehrere Jahre dauern.

Neben den Krebstherapien sollten andere Ursachen wie Blutarmut, Ängste und Schlafprobleme für die Abnahme der geistigen Fähigkeiten in Betracht gezogen werden. Werfen Sie einen Blick in die entsprechenden Abschnitte dieses Buches.

> **!**
>
> Ist die geistige Leistungsfähigkeit beeinträchtigt: Auch an Blutarmut, Ängste und Schlafprobleme denken!

Bewährte naturheilkundliche Mittel

HEILPFLANZEN/ NATURHEILMITTEL	BEURTEILUNG	HINWEISE
Ginkgo (Ginkgo biloba)	Schutz der Gehirnzellen, Verbesserung der Durchblutung des Gehirns. Kann bei Gedächtnis- und Konzentrationsstörungen helfen [13]	• Bewährte Präparate sind *Tebonin, Ginkobil ratiopharm* und *Ginkgo Sandoz*.
Rosenwurz (Rhodiola rosea)	Kann Aufmerksamkeit und geistige Leistungsfähigkeit verbessern [14]	• Empfehlenswert ist das in der Forschung meist verwendete Präparat *Rhodiolan*.
Phospholipide	In Studien Besserung bei Patienten mit Konzentrationsstörungen und Vergesslichkeit [15]	• Gute Erfahrungen liegen mit *Ardeyceryl Phospholipid compositum* vor.
Omega-3-Fettsäuren	Verbessern die Kommunikation zwischen den Nervenzellen	• Empfehlenswert sind Nüsse und natürliche Fischöle wie *San Omega-3 Total,* bei denen eine eventuelle Schwermetallbelastung streng überprüft wird.

Was Sie sonst noch tun können

Die amerikanische Krebsgesellschaft gibt Patienten folgende Hinweise:

- Sorgen Sie für ausreichend Ruhezeiten und Schlaf.
- Das Smartphone eignet sich hervorragend als Terminkalender, für Notizen und für To-Do-Listen. Sie haben es immer dabei und Sie kommen nie in Verlegenheit, irgendwo Ihre Aufzeichnungen zu suchen.
- Bewegung hat positive Auswirkungen auf die mentale Leistung. Gehen Sie ins Freie, damit Ihr Gehirn frischen Sauerstoff tanken kann.
- Versuchen Sie sich nicht in Multitasking.

- Verwenden Sie eine Fläche in Ihrer Wohnung als „Fundbüro". Legen Sie dort Dinge ab, die Sie regelmäßig verlegen.
- Essen Sie viel Gemüse. Studien zeigen, dass der Verzehr von Gemüse die Gehirnleistung fördert.
- Trainieren Sie Ihr Gehirn! Lesen Sie, lösen Sie Rätsel, musizieren Sie, lernen Sie neue Sprachen oder Schach.
- Überfordern Sie sich nicht.
- Fokussieren Sie sich nicht auf Ihre Schwächen. Dies führt zu einer pessimistischen Haltung und kann die Symptome des Chemobrains verstärken.
- Erklären Sie Ihrem Umfeld, dass es an den Nebenwirkungen der Krebstherapie liegt, wenn Sie mal geistig nicht auf der Höhe sind.
- Lassen Sie sich helfen. Anstrengende Aufgaben wie Telefonate mit Behörden können vielleicht Freunde oder Familie für Sie übernehmen. So sparen Sie Ihre mentale Energie.

> **!**
> Machen Sie sich und anderen klar: Dass Sie geistig nicht immer auf der Höhe sind, ist eine Nebenwirkung der Krebstherapie.

Depressive Verstimmung

Die Belastungen und Veränderungen, die mit einer Krebserkrankung einhergehen, sind schwer zu verarbeiten. Viele Patienten fallen im Laufe einer Erkrankung in ein „seelisches Loch". Sie ziehen sich dann zurück und sind niedergeschlagen, müde, desinteressiert, schwer zu motivieren, ängstlich und grübeln viel. Bei Männern äußern sich depressive Verstimmungen eher verdeckt, zum Beispiel in Form von Arbeitswut, riskantem, aggressivem Verhalten oder Alkoholmissbrauch.

Sind Sie von einer depressiven Verstimmung betroffen, klären Sie mit Ihrem Arzt, welche Hilfe Sie in Anspruch nehmen sollten.

> **!**
> Die seelische Last schränkt viele Krebspatienten in ihrer Lebendigkeit ein.

Bewährte naturheilkundliche Mittel

Aufgrund der möglichen Wechselwirkungen mit Chemotherapien haben wir Johanniskraut-Präparate nicht mit aufgeführt. Nach Abschluss der Krebstherapie sind Johanniskraut-Präparate wie *Laif, Neuroplant aktiv, Felis* oder *Jarsin* jedoch eine gute Option.

HEILPFLANZEN/ NATURHEILMITTEL	BEURTEILUNG	HINWEISE
Passionsblume (Passiflora incarnata)	Studien belegen antidepressive und angstlösende Wirkung [16]	• Eine gute Option sind Zubereitungen aus einem Trockenextrakt wie *Passidon*.
Lavendel (Lavandula angustifolia)	Studien belegen antidepressive und angstlösende Wirkung [17]	• Die orale Einnahme von Lavendelöl (Lasea) hat sich in Studien bewährt.
Trauben-Silberkerze (Cimicifuga racemosa)	Studien zufolge hilfreich, wenn depressive Verstimmungen zusammen mit Wechseljahresbeschwerden auftreten [18]	• Bewährte Präparate sind z. B. *Cimicifuga AL, Cimicifuga STADA* oder *remifemin mono*.
5-HTP (5-Hydroxy-Tryptophan)	Gute Studienlage. In einer Studie gleich wirksam wie das Antidepressivum Fluoxetin [19]	• Bewährte Präparate sind z. B. *Griffonia 5-HTP Zein* oder *Griffonia50 Serolution*.

Beachten Sie bitte, dass die aufgeführten Stimmungsaufheller meist erst nach einer Einnahme von zwei bis vier Wochen den gewünschten Effekt erzielen. Den Erfolg der naturheilkundlichen

Mittel können Sie anhand Ihrer Schlafqualität ermitteln. Wenn Sie sich morgens ausgeruht und motiviert fühlen, ist dies positiv zu werten.

Wenn die erwähnten Maßnahmen nicht helfen, sind Cannabisblüten eine gute Option. Deren Wirksamkeit bei Depressionen bei Krebspatienten ist durch Studien belegt. Näheres dazu finden Sie im Abschnitt „Wichtige Anmerkungen".

> **!**
>
> Überprüfen Sie den Erfolg der naturheilkundlichen Behandlung anhand Ihrer Schlafqualität.

Was Sie sonst noch tun können

- Während einer depressiven Verstimmung wirken Sie für andere Personen wahrscheinlich wie ausgewechselt. Lebenslust und Tatendrang sind einer pessimistischen, antriebslosen Haltung gewichen. Bei Menschen, die Ihnen nahestehen, führt dies wahrscheinlich zu Hilflosigkeit und Verzweiflung. Pflegen Sie trotz Ihrer Verfassung den Kontakt mit ihnen, etwa indem Sie ihnen sagen, wie sie Ihnen helfen können.
- Speziell während der dunklen Jahreszeit hat sich die Anwendung von Tageslichtlampen bewährt. Achten Sie beim Kauf darauf, dass Ihre Tageslichtlampe eine Lichtstärke von 10.000 Lux abstrahlt.

Die vier goldenen Hinweise bei depressiven Verstimmungen:

1. Stehen Sie nicht zu spät auf und versuchen Sie, einen geregelten Schlaf-Wach-Rhythmus einzuhalten.
2. Ein kurzzeitiger Rückzug kann hilfreich sein, um die eigenen Probleme zu verarbeiten. Eine andauernde Einsamkeit sollte aber vermieden werden.
3. Erlernen und praktizieren Sie Entspannungsübungen.
4. Regelmäßige körperliche Betätigung kann seelische Blockaden lösen.

Durchfall

Chemo- und Strahlentherapie können die Schleimhautzellen des Darmtraktes schädigen. Dadurch werden entzündungsfördernde Botenstoffe (Zytokine) freigesetzt, die zu Durchfällen führen können. Aber auch andere Ursachen sollten in Betracht gezogen werden. Durchfälle können als Nebenwirkungen von Medikamenten (z. B. Antibiotika), durch Darminfektionen mit Viren, Pilzen oder Bakterien oder als Folge einer Nahrungsmittelunverträglichkeit auftreten.

Leiden Sie an Durchfällen, sollten Sie zwei Hinweise berücksichtigen:

!

Erste Maßnahmen bei Durchfall: Flüssigkeits- und Elektrolytverluste ausgleichen, Ursachen mit dem Arzt abklären.

- Ersetzen Sie die durch den Durchfall bedingten Flüssigkeits- und Elektrolytverluste. Trinken Sie hierfür drei bis vier Liter pro Tag, am besten Wasser oder verdünnte Fruchtsäfte. Reichern Sie ab und zu Ihre Getränke mit Salz an. Lösen Sie hierfür in einem Liter Flüssigkeit einen Teelöffel Kochsalz auf.
- Klären Sie zusammen mit Ihrem Arzt die Ursache für den Durchfall.

Wenn Sie an Durchfall leiden, sollten Sie drei bis vier Liter am Tag trinken.

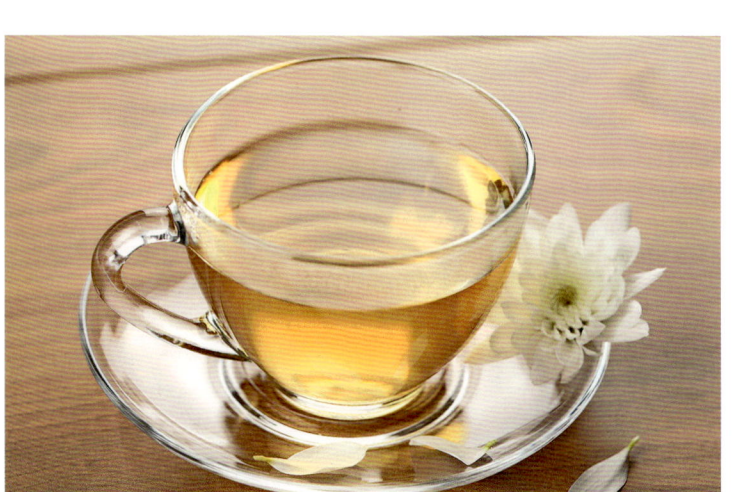

Bewährte naturheilkundliche Mittel

HEILPFLANZEN/ NATURHEILMITTEL	BEURTEILUNG	HINWEISE
Teemischung: **70 Gramm Gänsefinger- kraut** **70 Gramm Brombeerblätter**	Enthält Gerbstoffe, die bakterielle Giftstoffe und Zytokine binden und entzündungshem- mend und austrock- nend wirken	• 2- bis 3-mal tgl. 1 EL mit ¼ Liter sieden- dem Wasser über- gießen und zuge- deckt 15 Minuten ziehen lassen
Uzara (Xysmalobium undulatum)	Wirkt entkrampfend, beruhigt hohe Darmaktivität	• Empfohlene Präparate: *Uzara- Saft*
Myrrhinil Intest	Präparat mit Kohle, Kamille und Myrrhe. Hilfreich bei Magen- Darm-Infektionen	
Heilerde	Liefert wertvolle Mineralien und bindet überschüssiges Wasser und Giftstoffe	• Empfohlene Präparate: *Luvos- Heilerde ultrafein* oder *Bullrich Heilerde Pulver*. • Nicht zeitgleich mit anderen Medika- menten einnehmen
Colibiogen oral	Enthält Stoffwechsel- produkte von Darm- bakterien und fördert die Regeneration der Schleimhaut, aktiviert das Abwehrsystem	• Wenn durch Chemotherapie bedingte Durchfälle auftreten oder zu erwarten sind: Einnahme vor und nach der Chemo- therapie

Was Sie sonst noch tun können

- Die bis jetzt gegebenen Hinweise kümmern sich in erster Linie um die Schleimhaut. Doch muss noch ein zweiter Faktor berücksichtigt werden. Treten Durchfälle als Nebenwirkung einer Krebstherapie auf, so bedeutet dies meist, dass neben der Schleimhaut auch die Darmflora in Mitleidenschaft gezogen wurde. Für eine zielgerichtete Darmsanierung empfehlen wir eine Stuhlprobe, mit der die Zusammensetzung der Darmflora untersucht wird. So kann bestimmt werden, welche Bakterien ersetzt werden müssen.

- Unabhängig von der Stuhlprobe können Sie Ihre Darmflora mit milchsauren Lebensmitteln (Joghurt, Brottrunk oder Sauerkraut) unterstützen.

- Ernährungstipps bei Durchfall:

WAS SIE MEIDEN SOLLTEN	WAS HILFREICH IST
Milch, blähende oder fette Speisen, frisches Obst oder Gemüse (außer Äpfel, Bananen und Karotten)	Häufige und kleine Mahlzeiten, Breisuppen aus Hafer oder Reis, verdünnte Fruchtsäfte, pürierte Karottensuppe, salzhaltige Brühe, Brottrunk, geriebener Apfel, Bananenmus

Erektionsstörungen/Impotenz

Während einer Krebstherapie kann es bei Männern zu Erektionsstörungen kommen. Bei einer Erektionsstörung wird der Penis nicht mehr hart genug oder erschlafft vorzeitig. Erektionsstörungen können als Nebenwirkungen von Medikamenten, Strahlentherapie und Operationen im Beckenbereich auftreten.

Im Gespräch mit dem Arzt kann die Ursache für die Beschwerden abgeklärt werden. Hierbei sollten auch Grunderkrankungen wie Diabetes oder Bluthochdruck berücksichtigt werden.

Bewährte naturheilkundliche Mittel

HEILPFLANZEN/ NATURHEILMITTEL	BEURTEILUNG	HINWEISE
Ginseng (Panax ginseng)	In Studien erfolgreich getestet [20]	• Eine Ginsengtinktur aus der Apotheke *(Tinctura Ginseng Caelo)* kann individuell dosiert werden. Maximaldosis: 3-mal tgl. 15 Tropfen
Chinesischer Raupenpilz (Cordyceps sinensis)	Traditionell angewandt bei Impotenz	• Empfohlenes Präparat: *Cordyceps Pulver Kapseln Hawlik,* morgens und mittags 2 Kapseln mit reichlich Flüssigkeit

Was Sie sonst noch tun können

• Eine englische Studie untersuchte die positiven Effekte von Beckenbodentraining bei Erektionsstörungen. Drei Viertel der Teilnehmer konnten davon deutlich profitieren. [21] Ein wirksames Beckenbodentraining können Sie alleine lernen. Im Anhang finden Sie dazu einen Buchtipp.

• Änderungen des Lebensstils sind bei Erektionsstörungen ebenfalls hilfreich: Verzichten Sie auf Gefäßgifte wie Nikotin und Alkohol, bewegen Sie sich ausreichend und sorgen Sie mit Entspannungsübungen für seelische Entlastung.

Erschöpfung (Cancer related Fatigue)

!

Bei Krebspatienten kann die Fähigkeit der Mitochondrien, Energie bereitzustellen, vermindert sein.

Alltägliche Tätigkeiten wie Einkaufen, Treppensteigen, Putzen und selbst das Lesen von Facebook-Posts gelingen nur, wenn der Körper dafür die notwendige Energie bereitstellt. Bei fast allen Krebspatienten ist der Körper während und teilweise auch nach der Krebstherapie dazu nur eingeschränkt in der Lage. Nicht nur die Krebserkrankung selbst ist dafür verantwortlich. Auch viele aggressive Krebstherapien kosten den Körper Energie.

Wer unter einer krebsbedingten Erschöpfung leidet, ist bisweilen für einfachste Tätigkeiten zu schwach. Auch die Konzentrationsfähigkeit kann darunter leiden. Zwei Dinge sind für die krebsbedingte Erschöpfung typisch:

- Durch Ausruhen oder Schlafen kann sie nicht oder nur minimal gebessert werden.
- Schon geringe Anstrengungen können zu unverhältnismäßig tiefer Erschöpfung führen.

!

Eine krebsbedingte Erschöpfung kann Auswirkungen auf die Lebensqualität und die Prognose der Erkrankung haben.

Eine krebsbedingte Erschöpfung sollte ernst genommen werden! Denn sie hat nicht nur Auswirkungen auf die Lebensqualität. Sie kann auch die Prognose der Krebserkrankung beeinflussen. Wenn Sie sich andauernd energielos fühlen, erzählen Sie es Ihrem Arzt und gegebenenfalls Ihrem Psychoonkologen.

Hinter der Erschöpfung kann sich auch eine Blutarmut verbergen. Werfen Sie bitte auch einen Blick in den Abschnitt „Blutarmut (Anämie)".

Bewährte naturheilkundliche Mittel

HEILPFLANZEN/ NATURHEILMITTEL	BEURTEILUNG	HINWEISE
Ginseng (Panax Ginseng)	Sehr gute Studienlage. Wirkt nicht nur gegen die Erschöpfung, sondern aktiviert auch das Abwehrsystem [22]	• Die richtige Dosierung von Ginseng ist individuell verschieden. Am einfachsten kann diese mit einer in Apotheken erhältlichen Ginsengtinktur *(Tinctura Ginseng Caelo)* ermittelt werden. Beginnen Sie mit 3-mal tgl. 5 Tropfen und nehmen diese mit etwas Flüssigkeit ein. Steigern Sie die Dosierung bis zu 3-mal tgl. 15 Tropfen. Nicht anwenden bei hormonsensitiven Krebsarten.
Katzenkralle (Uncaria tomentosa)	Studien belegen erschöpfungswidrige und immunstärkende Wirkung [23]	• 2- bis 3-mal tgl. 1 EL mit ¼ Liter siedendem Wasser übergießen und zugedeckt 15 Minuten ziehen lassen
Rosenwurz (Rhodiola rosea)	Gute Studienlage bei stressbedingten Erschöpfungszuständen [24]	• Empfehlenswert ist das in der Forschung meist verwendete Präparat *Rhodiolan*.
L-Carnitin	In zwei von drei Studien mit Krebspatienten eine deutliche Besserung [25]	• Laut Studienergebnissen sollten 4 Gramm täglich eingenommen werden. Diese hohe Dosierung kann mit Nebenwirkungen verbunden sein und muss mit Ihrem Arzt abgesprochen sein. Beginnen Sie mit 1 Gramm täglich und steigern dies jede Woche um 1 Gramm, bis 4 Gramm Tagesdosis erreicht sind. • Wer Schilddrüsenmedikamente einnimmt, sollte auf L-Carnitin verzichten.
Vitamin C	In zwei Studien mit Krebspatienten deutliche Besserung nach Vitamin-C-Infusionen [26]	• Vitamin C kann dem Körper in hohen Mengen über die Superfoods Aronia, Hagebutte, Sanddorn oder Acerola zugeführt werden. • Vitamin-C-Infusionen bei einem Therapeuten sind eine sinnvolle Option

Was Sie sonst noch tun können

!

Ein Erschöpfungs-
tagebuch gibt
Ihnen und Ihrem
Therapeuten einen
Überblick über
Ihren Energielevel.

Notieren Sie sich
Ihren täglichen
Energielevel in ein
Tagebuch.

• Legen Sie ein „Erschöpfungstagebuch" an. Darin notieren Sie jeden Tag Ihren Energielevel auf einer Skala von 1 (Sie sind selbst für einfachste Tätigkeiten zu schwach) bis 10 (Sie haben den Energielevel, der vor der Erkrankung für Sie normal war). Tragen Sie in diesem Tagebuch auch außergewöhnliche Belastungen wie Arztbesuche ein, die Sie Kraft kosten werden. Die Tage unmittelbar davor und danach sollten Sie in Ihrem Tagebuch als „Ruhetage" markieren.

- Moderate körperliche Aktivität kann hilfreich sein. Leichte Ausdauersportarten und Spaziergänge sind empfehlenswert, wenn es Ihr Körper zulässt. Überanstrengen Sie sich bitte aber nicht. Jede Überanstrengung kann zu einer länger anhaltenden Verschlechterung führen.
- Entspannungstechniken helfen Ihnen dabei, Ihre Energiereserven wieder aufzufüllen.
- Nicht nur für Sie, auch für Ihr Umfeld kann die starke Erschöpfung schwer nachvollziehbar sein. Erklären Sie Ihnen nahestehenden Personen, dass die krebsbedingte Erschöpfung nicht mit einem normalen Erschöpfungszustand vergleichbar ist. Die meisten Ratschläge, die bei einem erschöpften Gesunden hilfreich sind, sind es bei Ihnen nicht.
- Auch wenn es für Sie schwierig sein kann: Lassen Sie sich von Freunden und Familie helfen.
- Dank der krebsbedingten Erschöpfung verläuft Ihr Leben in engen Grenzen. Erweitern Sie dafür Ihren geistigen Horizont! Widmen Sie sich Dingen, für die Ihnen früher immer die Zeit gefehlt hat. Gerade, wenn Sie viel zu Hause sind, können Bücher lesen, Musik hören oder gute Filme sehen ein guter Trost sein.

> **!**
>
> Das Leben verläuft in engeren Grenzen. Erweitern Sie dafür Ihren geistigen Horizont!

Die Deutsche Fatigue Gesellschaft gibt Patienten folgende Tipps:
- Teilen Sie sich Ihre Kräfte ein.
- Schlafen Sie ausreichend.
- Sorgen Sie für eine vollwertige Ernährung.
- Verfolgen Sie nur realistische Ziele.

Fieber

Mit dem Ansteigen der Körpertemperatur reagiert der Körper auf potenziell schädliche Veränderungen. Bei Krebspatienten können der Krebs selbst, die Krebstherapie, Infektionen und Stoffwechselveränderungen die Ursache für Fieber sein.

Fieber kann bei einer Krebserkrankung auch hilfreich sein. Mit einem Ansteigen der Körpertemperatur steigt die Effizienz des Abwehrsystems bei der Krebsabwehr. Aus diesem Grunde wurden Krebspatienten vor der Ära der Chemotherapeutika oft mit medikamentös herbeigeführtem Fieber behandelt. Daher raten wir, auftretendes Fieber nicht sofort mit Medikamenten zu senken. Besprechen Sie lieber mit Ihrem Arzt die mögliche Ursache und die geeignete Therapie für das Fieber. Leiden Sie während einer Chemo- oder Strahlentherapie an erhöhter Körpertemperatur: Melden Sie dies umgehend Ihrem Onkologen.

!

Früher galten künstliche Fieberschübe als wichtige Therapiemaßnahme bei einer Krebserkrankung.

Bei Fieber am besten mit dem Arzt besprechen, was zu tun ist.

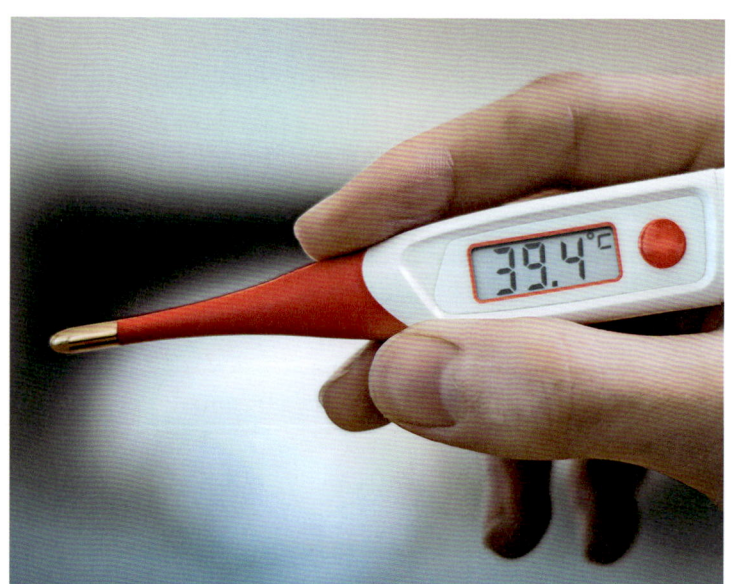

Bewährte naturheilkundliche Mittel

HEILPFLANZEN/ NATURHEILMITTEL	BEURTEILUNG	HINWEISE
Teemischung: **30 Gramm Holunderblüten** **30 Gramm Lindenblüten**	Regt das Schwitzen an, das über Verdunstungskälte fiebersenkend wirkt	• 2- bis 3-mal tgl. 1 EL mit ¼ Liter siedendem Wasser übergießen und zugedeckt 15 Minuten ziehen lassen. • Geben Sie zur Mischung noch 30 Gramm Weißdornblüten, wenn Ihnen der Kreislauf Probleme macht.
Teemischung: **50 Gramm Weidenrinde** **50 Gramm Mädesüßkraut**	Heilpflanzen mit fiebersenkender und schmerzstillender Salizylsäure	• 2- bis 3-mal tgl. 1 EL mit ¼ Liter siedendem Wasser übergießen und zugedeckt 15 Minuten ziehen lassen. • Die Weidenrinde ist auch in Form der *Weidenrinde Schmerzdragees* erhältlich.
Diacard	Hilfreich bei Kreislaufschwäche bei Fieber	• Pflanzliches Mittel mit Weißdorn, Kaktusblüte, Kampfer und Baldrian

Was Sie sonst noch tun können

• Wenn der Körper fiebert, verbraucht er viel Flüssigkeit. Trinken Sie täglich drei Liter Flüssigkeit. Den größten Teil davon in Form von Wasser oder leichten Kräutertees. Um den Elektrolytverlust beim Schwitzen auszugleichen, sind gesalzene Brühen empfehlenswert.

• Achten Sie auf eine leicht verdauliche Kost mit einem hohen Anteil an Vitaminen.

!

Ein Essig-Waden-
wickel entzieht
dem Körper Wärme
und kann auf diese
Weise das Fieber
senken.

- Ein Essig-Wadenwickel wirkt auch fiebersenkend. Ein Leinentuch wird in Essigwasser (1 Liter Wasser mit 1 EL Essig) getaucht, ausgewrungen und straff um die Waden gelegt. Ein zweites Tuch aus Wolle oder Frottee wird als Abdeckung um den Wickel geschlagen. Die Temperatur des Wassers sollte bei Erwachsenen zwischen 16 und 20 °C liegen, bei Kindern handwarm sein. Wenden Sie den Wadenwickel nicht bei Schüttelfrost und bei Kleinkindern an.

Geschmacksstörungen

!

Küchenkräuter,
Kräuterbonbons,
saure Fruchtsäfte,
Würzsaucen oder
Zitronensaft sind
meist hilfreich.

Die Chemotherapie beeinträchtigt die Mundschleimhaut. Dies kann zu einem unangenehmen bitteren oder metallischen Geschmack im Mund führen. Daneben ist auch die Geschmackswahrnehmung oft gestört. Bekannte Speisen schmecken plötzlich anders.

Das können Sie tun

- Besorgen Sie sich eine Auswahl an verschiedenen getrockneten oder frischen Küchenkräutern. Schmecken Sie Ihre Gerichte mit Kräutern ab, die Ihnen gerade zusagen. Aromatische Würzkräuter wie Thymian, Majoran, Rosmarin, Fenchel, Kümmel, Minze oder Bohnenkraut können gestörte Geschmacksempfindungen wiederherstellen.
- Das Lutschen von Kräuterbonbons schützt die Mundschleimhaut, indem es den Speichelfluss anregt.
- Verfeinern Sie Ihr Essen mit frischem Zitronensaft oder Würzsaucen wie Sojasauce, Pestos oder Chutneys.
- Saure Fruchtsäfte sind oft hilfreich, um einen unangenehmen Geschmack zu neutralisieren.
- Werfen Sie gegebenenfalls auch einen Blick in die Abschnitte „Mundtrockenheit" und „Mundgeruch".

Wenn die erwähnten Maßnahmen nicht helfen, ist Dronabinol aus dem Hanfgewächs eine gute Option. Näheres dazu finden Sie im Abschnitt „Wichtige Anmerkungen".

Haarausfall

Leider gilt der komplette Verlust der Kopfbehaarung immer noch als deutlich sichtbares Symbol für eine Krebserkrankung. Der Haarverlust ist jedoch nur ein Zeichen dafür, dass der Betroffene sich einer Krebstherapie unterzieht. Er hat keine Aussagekraft über die Ernsthaftigkeit oder Prognose einer Erkrankung.

> **!** Haarausfall sagt nichts über die Krebserkrankung aus. Er ist eine Nebenwirkung der Krebstherapie.

Haarwurzelzellen sind sehr lebendig. Wie auch andere sich rasch teilende Zelltypen geraten sie in das Visier von Chemotherapeutika. Meist setzt einige Wochen nach Therapiebeginn ein massiver Haarausfall ein. Spätestens ein halbes Jahr nach Therapieende ist dieser durch frischen Haarwuchs nicht mehr sichtbar. Neben der Chemotherapie können auch die Strahlentherapie oder die Anti-Hormontherapie zu Haarausfall führen.

Viele Patienten fürchten sich vor einer möglichen Stigmatisierung durch den Haarausfall. So finden alle möglichen Mittel reißenden Absatz, die zwar eine Abhilfe versprechen, ihre Wirksamkeit aber bisher nicht nachweisen konnten.

Mit der von uns bereits empfohlenen Selen-Einnahme haben Sie bereits einen gewissen Schutz. In Studien konnte Selen die Intensität des Haarausfalls bei vielen Chemotherapeutika minimieren. Vermeiden lässt sich der Haarausfall jedoch nicht. Daher empfehlen wir Ihnen, sich früh genug Strategien zu überlegen, mit denen Sie die Veränderung bewältigen.

> **!** Haarausfall ist bei vielen Therapien beinahe unausweichlich. Entwickeln Sie schon vorher für sich wirksame Strategien!

- Die Krankenkasse beteiligt sich in der Regel (bei Frauen immer, bei Männern leider selten) an den Kosten für eine Perücke. Diese können Sie sich von Ihrem Arzt bereits vor der Chemotherapie verordnen lassen. Fragen Sie zunächst bei Ihrer Kasse nach, wenn das für Sie eine Option ist.

- Kürzen Sie Ihre Haare bereits vor der Chemotherapie zu einem leicht zu pflegenden Kurzhaarschnitt.
- Schonen Sie Ihre Haare. Tupfen Sie die Haare nach dem Waschen nur ab (nicht rubbeln) und föhnen Sie sie nicht zu heiß. Verwenden Sie möglichst sanfte Shampoos.
- Haare gelten als das sichtbare Zeichen von Stärke und Kraft. Überlegen Sie sich, wie Sie sich und anderen Ihre eigene Stärke anders zeigen können. Schöne Hüte, Mützen oder bunte Tücher können Ihnen eine lebendige und kraftvolle Erscheinung geben.

Bewährte naturheilkundliche Mittel

HEILPFLANZEN/ NATURHEILMITTEL	BEURTEILUNG	HINWEISE
Teemischung: **45 Gramm Kraut des indischen Wassernabels** **45 Gramm Birkenblätter** **55 Gramm Brennnessel-wurzel** **55 Gramm Klettenwurzel** **70 Gramm Sanddorn-früchte**	Heilpflanzen, die traditionell bei Haarver-lust eingesetzt werden	• Nehmen Sie diesen Tee nach der Chemo-therapie zu sich, um das Haarwachstum wieder anzukurbeln. • 2- bis 3-mal tgl. 1 EL mit ¼ Liter sieden-dem Wasser über-gießen und zuge-deckt 15 Minuten ziehen lassen
Biotin (Vitamin H)	Fördert den Haarstoff-wechsel	• Zum Anregen des Haarwuchses nach der Chemotherapie 5 mg tgl.

Hand-Fuß-Syndrom

Chemotherapeutika können zu schmerzhaften Veränderungen der Haut an Händen und Füßen führen. Ursache hierfür sind die Medikamente, die über die Haut ausgeschieden werden. In Verbindung mit Sauerstoff bilden sie freie Radikale, die Schaden anrichten. Anfänglich kommt es zu Schwellungen und Rötung der Haut, später können Schmerzen und Blasenbildung hinzukommen. In besonders schweren Fällen bilden sich blutende Geschwüre und Funktionseinschränkungen an der Hand.

Die wichtigste Maßnahme ist es, die Schweißbildung an Händen und Füßen zu vermeiden. So wird das Ausschwitzen von schädigenden Medikamenten an diesen Stellen verhindert.

Sorgen Sie für eine gute Belüftung von Händen und Füßen. Regelmäßige kalte Fuß- und Handbäder sorgen für eine wohltuende Abkühlung.

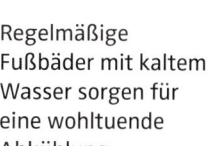

Wichtigste Maßnahme: Schweißbildung an Händen und Füßen vermeiden.

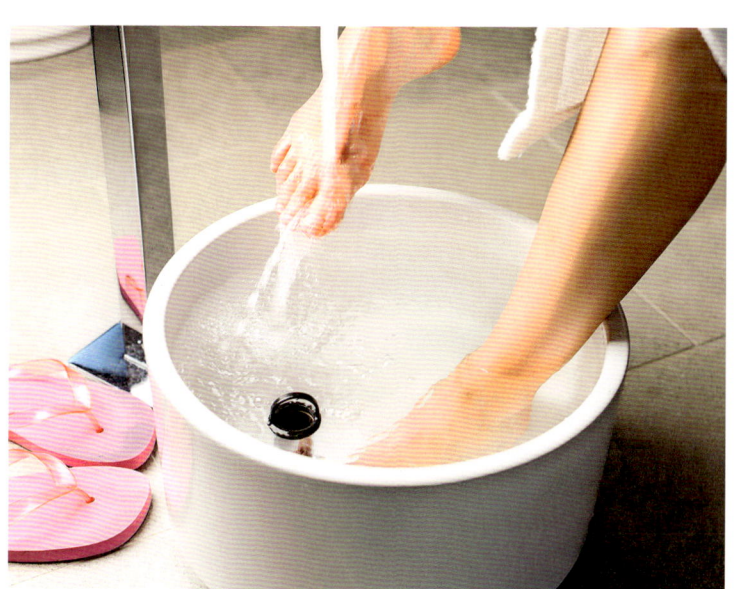

Regelmäßige Fußbäder mit kaltem Wasser sorgen für eine wohltuende Abkühlung.

Bewährte naturheilkundliche Mittel

Die von uns empfohlene Selen-Einnahme bietet bereits einen gewissen Schutz vor dem Hand-Fuß-Syndrom. Des Weiteren haben sich die folgenden Maßnahmen bewährt.

HEILPFLANZEN/ NATURHEILMITTEL	BEURTEILUNG	HINWEISE
Mapisal-Salbe	Natürliche Antioxidantien hemmen die Bildung von freien Radikalen auf der Haut. Gute Wirkung in der Praxis und in Studien [27]	• Sie muss oft, mindestens 3-mal tgl. aufgetragen werden.
Nachtkerzenöl	Entzündungshemmend und wundheilend	• Reiben Sie damit betroffene Stellen beim ersten Auftreten von Symptomen ein.
Unsere Empfehlung für Hand-Fuß-Bäder: 60 Gramm Salbeiblätter 30 Gramm Ringelblumenblüten 50 Gramm Walnussblätter	Heilpflanzen mit schweiß- und entzündungshemmender Wirkung	• Überbrühen Sie 3 EL der Mischung mit 1,5 Liter siedendem Wasser und lassen es zugedeckt abkühlen. Baden Sie damit bis zu 2-mal tgl. Hände und Füße.
Vitamin B6	Kann ab einer Einnahme von 400 mg tgl. die Symptome lindern [28]	

Was Sie sonst noch tun können

* Vermeiden Sie Kleidungsstücke oder Schmuck, die die betroffenen Stellen einengen. Dies gilt besonders für Schuhe und Socken.
* Hände und Füße sollten nicht mit warmem oder heißem Wasser, ätherischen Ölen, künstlichen Duftstoffen oder alkoholhaltigen Pflegemitteln in Berührung kommen.
* Schonen Sie Ihre Hände und Füße. Besonders langes Gehen sollte vermieden werden.
* Besorgen Sie sich sogenannte Kühlhandschuhe und ziehen diese kurz vor der Chemotherapie an.

!

Achten Sie auf bequeme Schuhe und Socken.

Herzbeschwerden/Kardiotoxizität

Einzelne Krebstherapien können die Funktion des Herzens beeinträchtigen oder bleibende Schäden am Herzen hinterlassen. Dazu zählen Chemotherapeutika, die Anthrazykline enthalten, und die Strahlenbehandlung des Brustkorbs. Mögliche Folgebeschwerden sind Herzrhythmusstörungen, Bluthochdruck, Herzschwäche (Herzinsuffizienz), vorübergehende (Angina pectoris) oder anhaltende Durchblutungsstörungen (Herzinfarkt) des Herzmuskels. Herz- und Kreislaufbeschwerden, die im Rahmen der Krebstherapie auftreten, sollten dem behandelnden Arzt rasch gemeldet werden.

!

Weißdorn schützt die Herzmuskulatur und verbessert dessen Kraft und Sauerstoffversorgung.

Bewährte naturheilkundliche Mittel

Treten Herzbeschwerden während der Chemotherapie auf, ist der regelmäßige Genuss eines Weißdorntees empfehlenswert.

HEILPFLANZEN/ NATURHEILMITTEL	BEURTEILUNG	HINWEISE
Weißdorn (Crataegus spec.)	Schützt die Herzmuskulatur und steigert deren Leistungsfähigkeit und Versorgung mit Sauerstoff. Kann bei nachlassender Leistungsfähigkeit des Herzens, leichten Rhythmusstörungen und Druck- und Beklemmungsgefühl in der Herzgegend hilfreich sein.	• 2- bis 3-mal tgl. 1 EL Weißdornblüten und -blätter mit ¼ Liter siedendem Wasser übergießen und zugedeckt 15 Minuten ziehen lassen. • Bekannte Präparate sind u. a. *Cratae-Loges 450, Craegium novo 450* oder *Crataegutt novo 450*.
L-Carnitin	Studien berichten über eine Abnahme der Kardiotoxizität beim Einsatz von Anthrazyklinen. [29]	• Laut Studienergebnissen sollten 4 Gramm täglich eingenommen werden. Diese hohe Dosierung kann mit Nebenwirkungen verbunden sein und sollte mit Ihrem Arzt abgesprochen sein. Beginnen Sie mit 1 Gramm täglich und steigern dies jede Woche um 1 Gramm, bis 4 Gramm Tagesdosis erreicht sind. • Wer Schilddrüsenmedikamente einnimmt, sollte auf L-Carnitin verzichten.
Diacard	Hilfreich bei Kreislaufschwäche, Wetterfühligkeit, nervösen Herzbeschwerden und niedrigem Blutdruck	• Pflanzliches Mittel mit Weißdorn, Kaktusblüte, Kampfer und Baldrian

Hirnödem

Beim Hirnödem kommt es zu Flüssigkeitsansammlungen im Gehirn. Es ist keine Nebenwirkung von Krebstherapien, kann aber im Rahmen von Hirntumoren auftreten.

Wir führen es hier auf, da für dessen Behandlung mit dem Weihrauch eine wirksame pflanzliche Arznei zur Verfügung steht. Ähnlich wie das bei Hirnödemen üblicherweise angewandte Kortison, wirkt Weihrauch stark entzündungshemmend.

Bewährte naturheilkundliche Mittel

HEILPFLANZEN/ NATURHEILMITTEL	BEURTEILUNG	HINWEISE
Indischer Weihrauch (Boswellia serrata)	Zwei Studien bestätigen, dass sich Hirnödeme unter Einnahme von Weihrauch verkleinern. [30]	• Bewährt haben sich die von der Schlossapotheke Koblenz (siehe Anhang) hergestellten Weihrauchkapseln. • Die tgl. Einnahmemenge sollte ca. 4 Gramm betragen. Diese sollten über den Tag verteilt zu den Hauptmahlzeiten eingenommen werden.

Infektionen

Während der Krebstherapie kann Ihr Abwehrsystem geschwächt sein. Krankheitserreger warten auf solche Gelegenheiten, um sich in oder auf Ihrem Körper einzunisten. Nicht jede Infektion muss sofort mit schulmedizinischen Medikamenten – wie zum Beispiel den Antibiotika – behandelt werden. Gerade bei unkomplizierten Verläufen gewinnt die Anwendung sogenannter pflanzlicher Antibiotika an Bedeutung. Pflanzliche Antibiotika sind Zubereitungen aus Heilpflanzen, die eine antibakterielle und zumeist auch antivirale Wirkung aufweisen.

!

Pflanzliche Antibiotika können bei Infektionen mit Viren oder Bakterien angewandt werden.

Wir möchten Ihnen einen Überblick über die wichtigsten Präparate geben, die sich in der Praxis und in Studien bewährt haben. Ihre Anwendung sollten Sie dann mit Ihrem Arzt abwägen. Wer sich näher mit der Thematik beschäftigen möchte, wirft einen Blick auf unsere Buchtipps am Ende des Buches.

Werfen Sie auch einen Blick in die Abschnitte „Fieber" und „Abwehrschwäche" in diesem Buch.

INFEKTION	EMPFEHLENSWERTE PFLANZLICHE PRÄPARATE
Schnupfen	*Sinupret, Pinimenthol Nasensalbe*
Nasennebenhöhlenentzündung	*Sinupret, GeloMyrtol,*
Zahnfleischentzündung	*Salviathymol*
Lippenherpes	*LomaHerpan Salbe*
Bronchitis	*GeloMyrtol, Angocin, Phytohustil Sirup, Bronchipret*
Rachenentzündung	*Tonsipret*
Kehlkopfentzündung	*Phytohustil Sirup*
Mandelentzündung	*Tonsipret, Angocin*
Mittelohrentzündung	*Otovowen*
Magenschleimhautentzündung	*Iberogast, Gastritol*
Harnblasenentzündung	*Angocin, Cystinol akut*

!

Ätherische Öle wirken auch gegen multiresistente Erreger.

Wundinfektionen mit multiresistenten Erregern (MRE)

Bei Krankenhausaufenthalten können sogenannte multiresistente Erreger in offene Wunden gelangen. Hier kann eine Salbe mit ätherischen Ölen hilfreich sein. Bitten Sie Ihren Arzt, einen Abstrich von der infizierten Wunde zu machen. Schicken Sie diesen dann an ein Labor, das ein sogenanntes Aromatogramm anfertigt. Mit diesem wird geprüft, welche ätherischen Öle besonders schlagkräftig gegen einen bestimmten multiresistenten Erreger sind. Schicken Sie das Aromatogramm zu einer Apotheke (z. B. Zietenapotheke Berlin, siehe Anhang), die daraus eine Salbe herstellen kann. Lassen Sie sich bei offenen Wunden bitte telefonisch beraten, ob alle ätherischen Öle der Salbe auch auf offene Wunden aufgetragen werden können.

Leberbeschwerden

Im rechten Oberbauch, in der Leber, sitzen die eifrigsten Zellen unseres Organismus. In den Leberzellen herrscht so viel Betrieb, dass sie die Leber auf 40 °C hochheizen, 3 °C über der normalen Körpertemperatur. Während einer Krebstherapie legen sie Extraschichten ein. Chemotherapeutika und andere Krebsmedikamente müssen nämlich von den Leberzellen entgiftet werden. Das ist nicht ungefährlich. Beim Umgang mit den toxischen Substanzen kommen viele Leberzellen zu Schaden. Davon bekommen Krebspatienten meist nichts mit. Anders als andere menschliche Gewebe können sich die Leberzellen nicht über Schmerz bemerkbar machen. Zudem zählt die Leber zu den regenerationsfreudigsten Organen im Körper. Werden ihr die benötigten Ruhephasen eingeräumt, kann sie den entstandenen Schaden meist beheben.

!

Während der Krebstherapie leidet das Organ Leber. Sie beschwert sich zunächst jedoch nicht.

Die Leber kommuniziert nicht über den Schmerz mit Ihnen. Daher ist es wichtig, die anderen Signale zu kennen, mit denen sich eine Leberbelastung bemerkbar macht. Dazu zählen unter anderem: Müdigkeit, Appetitlosigkeit, Juckreiz, Gelbfärbung der Haut und Verdauungsstörungen wie Blähungen, Völlegefühl oder Durchfall. Auch eine Veränderung im Hormonhaushalt kann auf eine Leberbelastung hinweisen. Bei Frauen können es Unregelmäßigkeiten der Monatszyklen sein, bei Männern Impotenz und einsetzendes Brustwachstum.

Der Arzt kann eine Leberbelastung im Blutbild erkennen. Werden Leberzellen beschädigt, geben sie ihre Enzyme frei, die im Blut dann nachweisbar sind.

Bewährte naturheilkundliche Mittel

HEILPFLANZEN/ NATURHEILMITTEL	BEURTEILUNG	HINWEISE
Mariendistel (Silybum marianum)	Schützt die Leberzellen vor Zellgiften. Erleichtert die Regeneration der Leber. Reguliert den Fettstoffwechsel. [12]	• Bewährte Präparate sind *Silymarin*, *Legalon forte* und *Hepa-loges*. • Die optimale Dosierung beträgt 400 mg Mariendistelextrakt täglich.
Schafgarbe (Achillea millefolium)	Schützt die Leberzellen. Hilft bei Verdauungsbeschwerden, die mit Krämpfen einhergehen.	• Eignet sich für die Herstellung eines Leberwickels (s. u.). • Auch als Tee hilfreich: 2- bis 3-mal tgl. 1 EL Kraut mit ¼ Liter siedendem Wasser übergießen und zugedeckt 15 Minuten ziehen lassen.
Kurkuma (Curcuma longa)	Ähnliche Wirkung wie die Samen der Mariendistel	• Verwenden Sie Kurkuma als Gewürz in der Küche. • Im Abschnitt „Krebswidrige Stoffe aus der Natur: die Ernährung sinnvoll ergänzen" finden Sie ein Rezept für einen Powercocktail mit Kurkuma und Tomate.
Aminosäuren-Verbindung mit L-Ornithin und L-Aspartat	Steigert die Entgiftungsleistung, senkt erhöhte Ammoniakspiegel im Blut [31]	• Der Einsatz ist besonders dann ratsam, wenn die Entgiftungsleistung der Leber gestört ist und im Blut hohe Ammoniakspiegel nachweisbar sind. • Bewährtes Präparat: *Hepa-Merz Granulat 3000*

Was Sie sonst noch tun können

- Bittere Lebensmittel wie Artischocken, Löwenzahn, Radic-chio, Rucola oder Chicorée fördern den Leberstoffwechsel. Zudem wirken sie verdauungsfördernd und appetitanregend. Lassen Sie sich von einem Buchtipp im Anhang inspirieren!

- Die Leber nutzt die Zeit des Nachtschlafs für Aufräumarbeiten und das Erledigen von Aufgaben, die tagsüber liegen geblieben sind. Daher ist ein gesunder Nachtschlaf so wichtig für die Gesundheit der Leber. Wer Probleme mit dem Ein- oder Durchschlafen hat, sollte einen Blick in den Abschnitt „Schlafstörungen" werfen.

> **!**
>
> Der Nachtschlaf ist der Jungbrunnen der Leber: Sie nützt ihn, um Schäden auszubessern.

Leberwickel – so helfen Sie Ihrer Leber

Sie benötigen:

- eine Wärmflasche,
- zwei Handtücher (ein kleineres und ein großes) und
- ein ¼ Liter Schafgarbentee.

Für den Schafgarbentee übergießen Sie 1 EL Schafgarbenkraut mit ¼ Liter siedendem Wasser und lassen das Gemisch 15 Minuten zugedeckt ziehen. Befüllen Sie die Wärmflasche mit heißem Wasser. Drücken Sie vor dem Verschließen überschüssige Luft aus der Wärmflasche. Übergießen Sie nun das kleinere Handtuch mit dem heißen Schafgarbentee, wringen es aus und falten es ungefähr auf die Größe eines DIN-A4-Blattes. Legen Sie dieses nun – so heiß Sie es vertragen – auf Ihren rechten Rippenbogen. Darauf legen Sie die heiße Wärmflasche. Beides wird nun mit dem größeren Handtuch fixiert. Sie falten dies einmal längs und wickeln es um Ihren Oberbauch. Legen Sie sich maximal eine halbe Stunde hin und genießen Sie die Wärme des Leberwickels. Wählen Sie den Zeitpunkt für den Leberwickel so, dass Sie danach nicht gleich wieder körperlich aktiv sein müssen.

Ein Leberwickel sollte nicht während der Menstruationsblutung, bei Krebserkrankungen des Bauchraums, bei Magen- oder Dünndarmgeschwüren oder Magenblutungen angewandt werden.

Lymphödem

!

Krebswachstum,
Metastasen,
Operationen und
Strahlentherapie
können bei
Krebspatienten
Lymphödeme
auslösen.

Im Körper sind die Blutgefäße für den Flüssigkeitstransport zuständig. Unterstützt werden sie von den Lymphbahnen. Über diese fließt Flüssigkeit aus dem Bindegewebe zum Herzen zurück. Auf diesem Weg müssen diverse Filterstationen, die sogenannten Lymphknoten, passiert werden.

Bei Krebspatienten kann es durch Operationen, Strahlenbehandlungen, Metastasenbildung oder Krebswachstum zu Störungen der Lymphbahnen oder der Lymphknoten kommen. Ist dadurch die Weiterleitung der Lymphflüssigkeit behindert, kommt es zu Rückstau und Flüssigkeitsansammlungen im Gewebe (Ödeme).

Wenn Sie von einem Lymphödem betroffen sind, sollten Sie mit Ihrem Arzt folgende drei Punkte besprechen:

Lymphdrainage ist
eine entstauende
Massagetechnik bei
Lymphödemen.

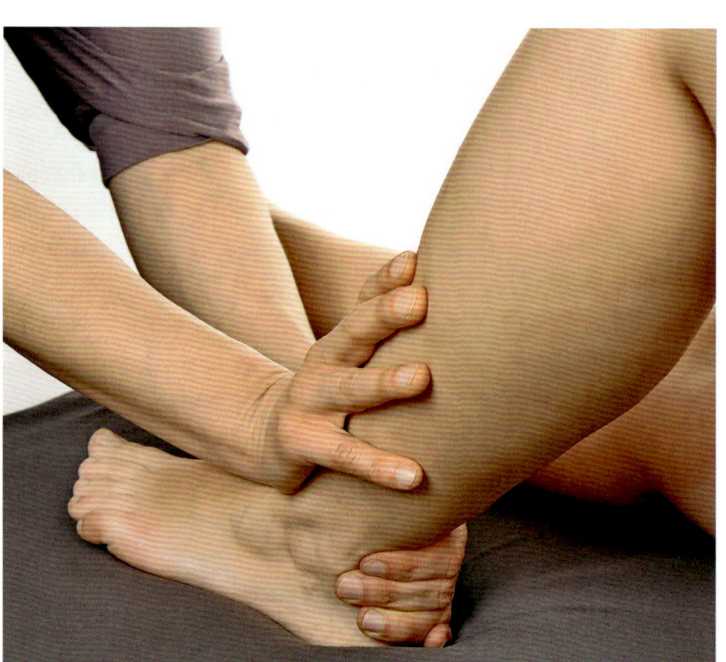

- Welches Verhältnis zwischen Schonung und Beanspruchung des betroffenen Körperteils ist bei Ihnen angebracht?
- Wie oft sollten entstauende Massagetechniken, die sogenannte Lymphdrainage, bei Ihnen durchgeführt werden?
- Welche weiteren unterstützenden Maßnahmen wie Stütz- oder Kompressionsstrümpfe sind sinnvoll?

Bewährte naturheilkundliche Mittel

HEILPFLANZEN/ NATURHEILMITTEL	BEURTEILUNG	HINWEISE
Selen	Wirksamkeit in Studien nachgewiesen [32]	• Maximal 4 Wochen lang 1-mal tgl. 4 Tabletten von Präparaten mit 200 μg Natriumselenit wie *Cefasel 200 nutri Tabletten*, *selenase 200 XXL* oder *selen-Loges 200*
Eiweißspaltende Enzyme	Wirksamkeit in Studien nachgewiesen [33]	• Empfohlen wird eine Dosierung von 3000 sogenannter FIP-Einheiten. Dies entspräche z. B. 6 Tabletten *Bromelain-POS*. • Beachten Sie die Packungsbeilage bzgl. der richtigen Anwendung. • Mindestens 3 Tage vor einer OP nicht mehr einnehmen
Lymphdiaral-Salbe	Enthält homöopathische Arzneien, die bei einem Lymphödem hilfreich sein können	• 1- bis 3-mal tgl. zunächst den Bereich der Lymphknoten und des Abflusses (Leiste, Achsel), dann das Ödem selbst einreiben
Teemischung: 40 Gramm Buchweizenkraut 40 Gramm Walnussblätter 20 Gramm Steinkleekraut 50 Gramm Braunwurzwurzel	Enthält u. a. kumarinhaltige Heilpflanzen. Der Wirkstoff Kumarin zeigt sich hilfreich bei Lymphödemen. [34]	• 2- bis 3-mal tgl. 1 EL mit ¼ Liter siedendem Wasser übergießen und zugedeckt 15 Minuten ziehen lassen

Was Sie sonst noch tun können

!

Eng anliegende Kleidung wie enge BHs erschweren die Entstauung eines Lymphödems.

- Den betroffenen Körperteil nicht durch eng anliegenden Schmuck oder Kleidung einschnüren.
- Ist der Arm betroffen, so lagern Sie ihn mehrmals täglich hoch, so dass er über dem Niveau des Herzens liegt. In dieser Lage können Sie 3-mal täglich die folgende Übung ausführen: Machen Sie eine Faust und spannen dann für vier Sekunden die Unterarmmuskulatur an. Wiederholen Sie dies 5-mal.
- Blutdruckmessungen und Blutabnahmen sollten nur am gesunden Arm durchgeführt werden.
- Leichte Beanspruchung im Haushalt ist meist förderlich. Ein von einem Lymphödem betroffener Arm ist jedoch kein Arbeitstier. Schwere Arbeiten wie das Tragen von Taschen und Schultertaschen sollte der gesunde Arm übernehmen.
- Achten Sie auf den betroffenen Körperteil. Durch das Lymphödem kann auch die Wundheilung beeinträchtigt sein. Vermeiden Sie Verletzungen – etwa durch das Tragen von Arbeitshandschuhen und durch Vorsicht beim Nagelschneiden.

!

Bakterien zersetzen abgestorbene Schleimhautzellen unter Bildung unangenehmer Gerüche.

Mundgeruch

Krebstherapien wie die Chemo-, die Strahlen- oder die Antihormontherapie beeinträchtigen die Schleimhäute. Ihre Zellen werden im Wachstum gehemmt und sterben ab. Im Mund- und Rachenraum kann dies zu unangenehmem Mundgeruch führen, wenn Bakterien die abgestorbenen Zellen verwerten.

Bewährte naturheilkundliche Mittel

HEILPFLANZEN/ NATURHEILMITTEL	BEURTEILUNG	HINWEISE
Salbei (Salvia officinalis)	Reduziert den Keimbefall im Mund	• Bis zu 3-mal tgl. den Mund mit Salbeitee spülen. Hierfür 1 EL Salbeiblätter mit ¼ Liter siedendem Wasser übergießen, abkühlen lassen. 2 x tgl. wiederholen
***Salviathymol* (Mundwasser)**	Ätherische Öle reduzieren Keimbefall und neutralisieren Gerüche.	• Bis zu 3-mal tgl. den Mund damit spülen

Was Sie sonst noch tun können

- Mit dem sogenannten Ölziehen entfernen Sie abgestorbene Schleimhautzellen und viele Bakterien. Nehmen Sie 1-mal täglich 1 EL pflanzliches Öl (es eignen sich besonders Sonnenblumen- oder Kokosöl) in den Mund, ziehen es 15 Minuten durch die Zähne und spucken es dann wieder aus.
- Putzen Sie sich nach jedem Essen gründlich die Zähne.
- Schränken Sie den Verzehr von fettreichen Fleisch- und Wursterzeugnissen ein. Greifen Sie lieber zu Gemüse, Obst und milchsauren Lebensmitteln wie Joghurt, Brottrunk oder Sauerkraut. Milchsäure hemmt die Bakterienbildung im Mund.

Mundschleimhaut-Entzündung (Mukositis)

In der Mundhöhle fühlen sich viele Bakterien wohl. Sie werden durch unsere Schleimhaut und das Abwehrsystem in Schach gehalten. Wenn durch Strahlen- oder Chemotherapie die Schleimhaut geschädigt wird, wittern die Bakterien Morgenluft. Sie attackieren die Mundschleimhaut: Sie entzündet sich und beginnt zu schmerzen.

Bewährte naturheilkundliche Mittel

HEILPFLANZEN/ NATURHEILMITTEL	BEURTEILUNG	HINWEISE
Eibisch (Althaea officinalis)	Enthält entzündungshemmende und reizmildernde Schleimstoffe	• 1 EL Eibischwurzel mit 150 ml kaltem Wasser übergießen und unter mehrmaligem Rühren 2 Stunden stehen lassen. Benutzen Sie dies dann zur Spülung des Mundes.
Salbei (Salvia officinalis)	Reduziert den Keimbefall im Mund, wirkt entzündungshemmend	• Bis zu 3-mal tgl. den Mund mit Salbeitee spülen. Hierfür 1 EL Salbeiblätter mit ¼ Liter siedendem Wasser übergießen, abkühlen lassen. 2-mal tgl. wiederholen.

HEILPFLANZEN/ NATURHEILMITTEL	BEURTEILUNG	HINWEISE
Honig	Studien zeigen gute Wirkung bei Mundschleimhaut-Entzündungen nach Strahlentherapie im Hals- und Kopf-bereich. [35]	• Lassen Sie 30 Minuten vor und nach der Strahlentherapie 1 EL Honig (besonders empfehlenswert ist Lindenblüten-Honig) im Mund zergehen.
Capsaicin (das für die Schärfe von Paprika-Sorten verantwortliche Alkaloid)	Lindert Studien zufolge Schmerzen im Mund [36]	• Bei Schmerzen infolge einer Mundschleim-hautentzündung können die Capsaicin-haltigen *Tonsipret-Tabletten* hilfreich sein. Lassen Sie diese langsam im Mund zergehen.

Was Sie sonst noch tun können

• Häufiges Zähneputzen reduziert die Keime im Mund. Benutzen Sie eine weiche Bürste, um die Schleimhaut nicht zu verletzen.

• Vermeiden Sie Alkohol und Nikotin. Beide reizen die Mundschleimhaut. Dies gilt auch für heiße, scharfe, sehr trockene oder bröselige Speisen.

• Enzyme aus der Ananas wirken lindernd. Schneiden Sie eine Ananas in mundgerechte Stücke und frieren diese ein. Lutschen Sie nun mehrmals täglich ein gefrorenes Stück im Mund. Die Kälte übt eine zusätzlich wohltuende Wirkung aus.

• Auch das Lutschen von Eiswürfeln hat sich bewährt.

Mundtrockenheit

!

Chemo- und Strahlentherapie können die Speichelproduktion einschränken.

Die Mundhöhle ist durch eine Schleimhaut ausgekleidet. Diese wird durch die sogenannten Speicheldrüsen feucht gehalten. Während einer Chemo- oder Strahlentherapie können diese in Mitleidenschaft gezogen werden. Wird deshalb weniger Speichel produziert, führt dies zu Mundtrockenheit.

Wenn Sie einen trockenen Mund haben, überprüfen Sie zunächst Ihre tägliche Trinkmenge. Hinweise dazu finden Sie im Abschnitt „Ernährung bei Chemo- oder Strahlentherapie".

Bewährte naturheilkundliche Mittel

HEILPFLANZEN/ NATURHEILMITTEL	BEURTEILUNG	HINWEISE
Eibisch (Althaea officinalis)	Enthält befeuchtende und reizmildernde Schleimstoffe	• 1 EL Eibischwurzel mit 150 ml kaltem Wasser übergießen und unter mehrmaligem Rühren 2 Stunden stehen lassen. Benutzen Sie dies dann zur Spülung des Mundes.
Teemischung: 15 Gramm Isländisch Moos 45 Gramm Leinsamen 45 Gramm Eibischwurzel	Enthält Heilpflanzen mit Speichelfluss anregenden Bitterstoffen und befeuchtenden, reizmildernden Schleimstoffen	• 1 EL dieser Mischung mit 250 ml kaltem Wasser übergießen und unter mehrmaligem Rühren 1 bis 2 Stunden stehen lassen. Trinken Sie diesen Tee vor den Hauptmahlzeiten.

Was Sie sonst noch tun können

- Befeuchtende Schleimstoffe finden sich nicht nur in Heilpflanzen. Auch Nahrungspflanzen wie Leinsamen sind reich an Schleimstoffen. Lassen Sie Leinsamen ein paar Stunden in etwas kaltem Wasser quellen und geben Sie sie samt dem entstandenen Schleim zu Ihrem Müsli oder Joghurt. Des Weiteren sind „schleimige" Speisen wie Getreidebreie oder Reisschleim sehr hilfreich. Sie können auch ohne Speichel leicht geschluckt werden und hinterlassen im Mund eine schützende Schleimschicht.
- Ebenfalls hilfreich sind sehr wasserhaltige Lebensmittel wie saftiges Obst, Suppen oder Milchprodukte.
- Der Genuss von zuckerfreien Bonbons oder Kaugummis regt den Speichelfluss an.
- Vermeiden Sie sehr trockene (wie Backwaren), salzige oder stark gewürzte Speisen. Diese trocknen den Mund aus. Auch gerbstoffhaltige Getränke wie Kaffee oder grüner und schwarzer Tee sollten gemieden werden.

> **!**
> Befeuchtende und wasserhaltige Lebensmittel sind hilfreich, trockene und krümelige nicht.

Muskelkrämpfe

(siehe „Schmerzen")

Narben

Bei der Heilung von Operationswunden bilden sich Narben. Je nach Konstitution und weiterer Therapie kann es zu Bildung unästhetischer und die Bewegungsfreiheit einschränkender Narben kommen.

Bewährte naturheilkundliche Mittel

HEILPFLANZEN/ NATURHEILMITTEL	BEURTEILUNG	HINWEISE
Indischer Wassernabel (Hydrocotyle asiatica)	Entzündungs-hemmend, wundheilend, reduziert die Narbenbildung	• Tragen Sie die homöopa-thische Dilution Hydroco-tyle asiatica der DHU (Potenz D2) mehrmals tgl. auf die vernarbte und geschlossene Wunde auf.
Rotöl aus Johanniskraut	Äußerlich ange-wandt hilfreich bei Narbenschmerzen	• Treten rund um das Narbenareal auch Nervenschmerzen auf: Geben Sie ein paar Tropfen ätherisches Lavendelöl zum Rotöl hinzu.
Zwiebelhaltige Salben	Fördern die Durchblutung der Narbe und die Abheilung von Wulstnarben	• Empfehlenswert sind das *Narben Gel Wala* oder das *Contractubex Gel*.

Was Sie sonst noch tun können

- Achten Sie darauf, dass die Operationswunde während der Heilung nicht mit direktem Sonnenlicht (auch Solarium), starker Hitze oder Kälte in Kontakt kommt.
- Narben bilden aus naturheilkundlicher Sicht „Störfelder". Sie unterbrechen den natürlichen Fluss von Energien. Sie können Narben zum Beispiel mit der täglichen Pflege mit kupferhalti-gen Salben *(Kupfer Salbe Rot Wala)* selbst „entstören". Bei ei-nem naturheilkundlichen Therapeuten kann die „Entstö-rung" mittels Akupunktur oder Neuraltherapie erfolgen.

- Nach plastischen Operationen wie der Rekonstruktion der weiblichen Brust hat sich die Therapie mit Blutegeln bewährt.

Nervenschädigungen (Polyneuropathie)

Nerven bilden ein dichtes Kommunikationsnetz in unserem Körper. Sie transportieren Informationen zum Gehirn. Nachdem diese dort bewertet werden, übermitteln die Nerven die Entscheidung des Gehirns an die Muskulatur. Ein einfaches Beispiel: Die Nerven melden dem Gehirn ein Jucken im Nacken. Das Gehirn koordiniert über ausgehende Nerven die Kratzbewegungen der Hand.

Während einer Krebstherapie kann dieses Kommunikationsnetz Schäden erleiden. Der Krebs selbst oder die Chemo- oder Strahlentherapie können zu Verletzungen der Nervenfasern führen. In der Folge werden weniger oder sogar falsche Informationen weitergeleitet. Manche Patienten haben zum Beispiel das Gefühl, dass ihre Fußsohle schmerzhaft brennt oder Ameisen auf ihren Beinen laufen. Schreitet eine Nervenschädigung fort, können alltägliche Verrichtungen wie Schreiben, Gehen oder das Aufdrehen einer Flasche schwerfallen.

Nervenschädigungen führen meist zu Verunsicherung und sind einer der Hauptgründe, wieso Chemotherapien abgebrochen werden.

Spüren Sie Kribbeln, Brennen, Taubheitsgefühle, Muskelschwäche oder Schmerzen in den Fußsohlen oder Fingerspitzen, teilen Sie dies Ihrem Arzt mit.

> **!**
> Der Krebs selbst oder die Chemo- oder Strahlentherapie können Schaden an den Nervenfasern verursachen.

Bewährte naturheilkundliche Mittel

HEILPFLANZEN/ NATURHEILMITTEL	BEURTEILUNG	HINWEISE
Igel-Stachelbart (Hericium erinaceus)	Der Wirkstoff Erinacin fördert die Regeneration von Nervenfasern und deren Ummantelung (Myelin). [37]	• Empfohlenes Präparat: *Hericium Pulver Kapseln Hawlik,* 2-mal tgl. 2 Kapseln mit reichlich Flüssigkeit
Mutterkraut (Tanacetum parthenium)	Parthenolide aus dem Mutterkraut beschleunigen die Regeneration von Nervenfasern. [38]	• 2- bis 3-mal tgl. 1 EL Mutterkraut mit ¼ Liter siedendem Wasser übergießen und zugedeckt 15 Minuten ziehen lassen
Alpha-Liponsäure (Thioctsäure)	Verbessert die Versorgung der Nerven. Wirkt sehr gut bei Nervenschädigungen beim Diabetes. Bei Nervenschädigungen während der Krebstherapie einen Versuch wert. [39]	• Nehmen Sie einen Monat lang tgl. 600 mg Alpha-Liponsäure ein, um die Wirkung zu beurteilen. • Hierfür eignen sich Präparate wie *Unilipon 600 mg, Alpha Lipon Aristo 600 mg* oder *Alpha-Lipon AL 600.*
Capsaicin (das für die Schärfe von Paprika-Sorten verantwortliche Alkaloid)	Schmerzlindernd bei Schmerzen durch Nervenschädigung [40]	• Tragen Sie Capsaicin-haltige Salben *(Rheumamed Schmerzsalbe Capsicum* oder *Capsamol)* 3- bis 4-mal tgl. auf. Darf nicht in Kontakt mit Schleimhäuten, offenen Wunden oder Augen gelangen
Benfotiamin (Vitamin-B1-Vorstufe)	Studien zufolge wirksam bei Nervenschädigungen beim Diabetes. Bei Nervenschädigungen während der Krebstherapie einen Versuch wert. [41]	• Empfohlenes Präparat: *milgamma protekt*
Vitamin E	Reduziert die Nervenschäden des Chemotherapeutikums Cisplatin [42]	• Es werden Dosierungen von 300 mg tgl. empfohlen.

HEILPFLANZEN/ NATURHEILMITTEL	BEURTEILUNG	HINWEISE
Omega-3-Fettsäuren	Verbessern die Kommunikation zwischen den Nervenzellen	• Empfehlenswert sind Nüsse und natürliche Fischöle wie *San Omega-3 Total*, bei denen eine eventuelle Schwermetallbelastung streng überprüft wird.

Was Sie sonst noch tun können

• Besorgen Sie sich einen Igelball. Rollen Sie ihn mehrmals täglich mit Druck über betroffene Stellen. Dies verbessert die Durchblutung und Versorgung der angeschlagenen Nerven. Wer schon unter Schmerzen leidet, sollte sich einen extra weichen Igelball besorgen.

• Eine Massage mit einer weichen Bürste verbessert die Versorgung der Haut und der oberflächlichen Nerven.

• Ebenfalls durchblutend wirken kalte Güsse über Arme und Beine, z. B. mit dem Brausekopf. Beginnen Sie jeweils herzfern an den Fingern und Zehen und führen den kalten Wasserstrahl langsam Richtung Rumpf.

• Gönnen Sie Ihren Füßen den Kontakt mit dem Untergrund. Spaziergänge können barfuß zu einem richtigen Genuss für Füße und Seele werden. In der Natur gibt es so Einiges, das es sich mit Ihren Füßen zu „begreifen" lohnt. Steine, Moos, Sand, Wasser und auch frisch gefallener Schnee. Achten Sie bitte darauf, sich nicht zu verletzen, besonders wenn Sie unter Taubheitsgefühlen leiden.

!

Die Noppen des Igelballs wirken belebend und fördern die Versorgung der Nerven.

Pilzinfektion der Mundschleimhaut (Mundsoor)

In unserem Mundraum leben nicht nur Bakterien. Auch Hefepilze (meist Candida albicans) machen es sich dort gemütlich. Während einer Krebstherapie kann es zu einer Infektion der Mundschleimhaut mit Hefepilzen, dem sogenannten Mundsoor, kommen. Dafür kann eine Schwächung des Abwehrsystems durch Chemo- oder Strahlentherapie oder eine Störung der Mundflora, zum Beispiel durch Antibiotika-Einnahme, verantwortlich sein. Bei einem Mundsoor bilden sich gräulich-weiße Belege auf der geröteten Mundschleimhaut. Sie beginnen zu bluten, wenn man sie entfernt. Meist geht der Mundsoor auch mit Schluckbeschwerden, brennenden Schmerzen und Fieber einher.

Bewährte naturheilkundliche Mittel

HEILPFLANZEN/ NATURHEILMITTEL	BEURTEILUNG	HINWEISE
Myrrhentinktur (erhältlich z. B. von den Firmen Maros, Hetterich, Hofmann oder Caelo)	Enthält pilzwidrige ätherische Öle	• Tragen Sie Myrrhentinktur 3-mal tgl. mit einem Wattestäbchen auf die befallenen Stellen auf. • Oder spülen Sie 3-mal tgl. den Mund mit 100 ml Wasser und 5 Tropfen Tinktur.
Teemischung: 20 Gramm Jasminblüten 15 Gramm Ringelblumenblüten 40 Gramm Salbeiblätter	Mischung mit pilzwidrigen Heilkräutern	• Bis zu 3-mal tgl. den Mund damit spülen. Hierfür 1 EL der Mischung mit ¼ Liter siedendem Wasser übergießen und 15 Minuten zugedeckt ziehen lassen
Purpur-Sonnenhut (Echinacea purpurea)	Wirksam bei Vorliegen einer Abwehrschwäche	• Am wirkungsvollsten ist der Frischpflanzenextrakt wie im *Echinacin Saft Madaus*.

Was Sie sonst noch tun können

- Treten die Beschwerden nach einer Antibiotika-Behandlung auf, so kann die Einnahme von Probiotika wie *Nutrimmun probiotik pur* hilfreich sein.
- Der Genuss von milchsauren Lebensmitteln wie Brottrunk, Sauerkraut oder Joghurt desinfiziert die Mundhöhle mit der darin enthaltenen Milchsäure.
- Schränken Sie den Genuss zuckerreicher Lebensmittel ein. Die Hefepilze lieben Zucker.
- Achten Sie auf sorgfältige Zahnhygiene und reinigen Sie die Zahnbürste regelmäßig mit etwas Myrrhentinktur.

Schlafstörungen

Wer eine Zeit lang schlecht schläft, merkt, wie groß der Einfluss eines gesunden Schlafes auf unsere Gesundheit ist. Während des Schlafes sammeln wir neue Energien und verarbeiten das, was uns beschäftigt. Die Hälfte der Krebspatienten klagt in den verschiedenen Phasen der Erkrankung über gestörten Schlaf. Dafür sind meist die Medikamente oder die Belastungen durch Ängste, Sorgen oder Schmerzen verantwortlich.

Wenn Sie schlecht einschlafen können oder oft aufwachen, sollten Sie dies ernst nehmen. Schließlich werden Sie während des Schlafes mit neuer Energie „betankt". Erzählen Sie daher regelmäßig Ihrem Arzt, wie Sie schlafen.

!

Falls Sie der Arzt nicht fragt, ob Sie gut schlafen: Sagen Sie es ihm!

Bewährte naturheilkundliche Mittel

Obwohl mit Baldrian (Valeriana officinalis) gute Wirkungen bei Schlafstörungen erzielt werden, haben wir ihn nicht aufgeführt. Der Genuss von Baldrian kann zu unerwünschten Wechselwirkungen mit Chemotherapeutika führen.

HEILPFLANZEN/ NATURHEILMITTEL	BEURTEILUNG	HINWEISE
Passionsblume (Passiflora incarnata)	Studien belegen gute Wirkungen bei Schlafstörungen. [43]	• Eine gute Option sind Zubereitungen aus einem Trockenextrakt wie *Passidon*. • Wer lieber einen Tee zubereitet, der übergießt 1 EL Passionsblumenkraut mit ¼ Liter siedendem Wasser und lässt dies 15 Minuten zugedeckt ziehen. ½ Stunde vor dem Schlafengehen trinken
Lavendel (Lavandula angustifolia)	Studien belegen gute Wirkungen bei Schlafstörungen und nervöser Unruhe. [44]	• Die orale Einnahme von Lavendelöl (zum Beispiel von *Lasea*) hat sich in Studien bewährt. • Mit ätherischem Lavendelöl können Sie sich abends auch ein entspannendes, fünfminütiges Fußbad machen: Geben Sie 3 bis 5 Tropfen Lavendelöl in eine Schüssel mit warmem Wasser.
L-Tryptophan	Essentielle Aminosäure, aus der unter anderem Serotonin gebildet wird. Bei leichten Schlafstörungen wirksam [45]	• Empfehlenswert sind 100 bis 400 mg eine halbe Stunde vor dem Schlafengehen. Natürliche und ergiebige Quellen für L-Tryptophan: Cashewkerne, Sojabohnen und Kakaopulver

Was Sie sonst noch tun können

- Die richtige Schlafhygiene schafft ein optimales Umfeld für einen erholsamen Schlaf. Lassen Sie technische Geräte wie Ihr Smartphone, Ihren Laptop oder den Fernseher nicht in die Nähe Ihres Bettes. Ihr Bett ist für Ihren Schlaf da und den Austausch von Zärtlichkeiten. Sorgen Sie für Dunkelheit in Ihrem Schlafzimmer.

- Allabendliche Rituale erleichtern nicht nur Kindern das Einschlafen. Auch Erwachsene finden mit ihnen leichter in das „Schlummerland". Lüften Sie Ihre Wohnung noch einmal richtig durch. Vielleicht wollen Sie an der frischen Luft den Tag noch einmal kurz Revue passieren lassen? Probleme und Sorgen können Sie von Ihrem Bett fernhalten, indem Sie abends einem Tagebuch Ihre Gedanken anvertrauen.

- Das blaue Licht von Displays kann den Biorhythmus stören und das Einschlafen erschweren. Die kostenlose App „f.lux" dimmt das Displaylicht Ihres Laptops oder Smartphones.

- Achten Sie trotz der Erkrankung auf einen geregelten Tagesablauf. Eine Tageslichtlampe kann Ihnen helfen, in der Frühe munter in den Tag zu starten.

- Essen Sie abends keine Rohkost oder sehr gehaltvolle Speisen. Ihr Verdauungstrakt könnte Sie sonst wachhalten.

Schmerzen

Schmerz ist ein Alarmzeichen innerhalb des Körpers. Er warnt uns vor einem möglichen Schaden. Wenn dieses Alarmzeichen länger andauert, wird der Schmerz jedoch zur Belastung. Krebspatienten können durch die Erkrankung oder durch deren Therapie Schmerzen erleiden. Erfahrene Schmerztherapeuten erstellen für jeden Patienten einen individuellen Behandlungsplan. Nicht nur, weil die Schmerzursache unterschiedlicher Natur sein kann.

!

Jeder Krebspatient benötigt eine Schmerztherapie, die ganz auf seine eigene Situation zugeschnitten ist.

Auch die Wahrnehmung des Schmerzes ist von Mensch zu Mensch unterschiedlich.

Bewährte naturheilkundliche Mittel

Die möglichen Schmerzen, die bei Ihnen auftreten können, sind verschieden. Wir haben versucht, Ihnen für eine Vielzahl von Schmerzformen Hilfestellungen anzubieten. Beachten Sie gegebenenfalls bitte auch die Abschnitte „Nervenschädigungen", „Mundschleimhautentzündung" und „Hand-Fuß-Syndrom".

HEILPFLANZEN/ NATURHEILMITTEL	BEURTEILUNG	HINWEISE
Capsaicin (das für die Schärfe von Paprika-Sorten verantwortliche Alkaloid)	Studien und Erfahrungen zufolge hilfreich bei bleibenden Schmerzen nach Operationen und Nerven- oder Muskel schmerzen [36][40]	• Tragen Sie Capsaicin-haltige Salben (*Rheumamed Schmerzsalbe Capsicum oder Capsamol*) 3- bis 4-mal tgl. auf. Darf nicht in Kontakt mit Schleimhäuten, offenen Wunden oder Augen gelangen. • Bei Schmerzen infolge einer Mundschleimhautentzündung können die capsaicinhaltigen *Tonsipret-Tabletten* hilfreich sein.
Teemischung: 50 Gramm Weidenrinde 30 Gramm Mädesüß- kraut 20 Gramm Mutterkraut	Enthält Heilpflanzen (u. a. mit natürlichen Salizylaten), die traditionell bei Kopfschmerzen angewandt werden.	• 2- bis 3-mal tgl. 1 EL dieser Mischung mit ¼ Liter siedendem Wasser übergießen und zugedeckt 15 Minuten ziehen lassen
Aconit Schmerzöl Wala	Homöopathische Zubereitung, die bei Nervenschmerzen und Verspannungen hilfreich sein kann.	• Betroffene Areale mehrmals tgl. einreiben

HEILPFLANZEN/ NATURHEILMITTEL	BEURTEILUNG	HINWEISE
Reishi **(Ganoderma lucidum)**	Erfahrungen zufolge hilfreich bei Gelenk- und Knochen- schmerzen	• Nehmen Sie 2-mal tgl. 2 *Reishi Pulver Kapseln Hawlik* mit reichlich Flüssigkeit ein. • Vorsicht bei gleichzeitiger Einnahme von L-Thyroxin oder blutdrucksenkenden, gerin- nungshemmenden oder blutzuckersenkenden Medika- menten
Teufelskralle **(Harpagophytum** **procumbens)**	Wirksam bei Rücken-, Gelenk- und Knochenschmer- zen [46]	• Günstige Präparate sind u. a. von den Firmen Loges, 1A pharm oder ratiopharm erhältlich.
Rotöl aus Johannis- **kraut**	Äußerlich angewandt hilfreich bei Narbenschmerzen	• Treten rund um das Narbenare- al auch Nervenschmerzen auf: Geben Sie ein paar Tropfen ätherisches Lavendelöl zum Rotöl hinzu.
Curcumin **(Wirkstoff aus der** **Kurkuma-Wurzel)**	Studien zufolge schmerzstil- lend bei Gelenk- und Nerven- schmerzen [47]	• Nehmen Sie ergänzend zu anderen Maßnahmen Curcu- min-Präparate wie *Curcumin-Loges* oder *Curcusol* ein.
Magnesiumöl	Kann äußerlich angewandt bei Muskelkrämpfen oder -verspannungen hilfreich sein [48]	• Im Handel sind Sprays erhält- lich.

!

Wirkstoffe aus der Hanfpflanze sind eine wertvolle Ressource, vor allem dann, wenn andere Therapien nicht wirken.

!

Ein Schmerztagebuch dient Ihnen und Ihrem Arzt als Orientierung.

!

Körperliche und geistige Aktivität lenken vom Schmerz ab.

Wenn die erwähnten Maßnahmen nicht helfen, sind Cannabisblüten, Dronabinol oder Cannabis-Medikamente wie Sativex eine gute Option. Cannabis-Wirkstoffe können auch eine sogenannte Opioidresistenz positiv beeinflussen. Das heißt, sie können dafür sorgen, dass Opioid-Schmerzmittel wieder oder besser wirken. Näheres zu Hanfwirkstoffen bei Krebs finden Sie im Abschnitt „Wichtige Anmerkungen".

Was Sie sonst noch tun können

- Ein Schmerztagebuch gibt Ihnen und Ihrem Arzt darüber Auskunft, wie die Schmerzintensität sich verändert und ob Therapien erfolgreich sind.
- Bei Tumorschmerzen haben wir mit Vitamin-C-Hochdosis-Infusionen gute Erfahrungen gemacht.
- Mit kreisenden Streichbewegungen können Sie, ein Freund oder eine Freundin die schmerzende Stelle mit etwas Massageöl behandeln. Die Berührung setzt Botenstoffe frei, die den Schmerz dämpfen. Vermeiden Sie jedoch jede Massage nach einer Strahlentherapie und an roten, geschwollenen oder rauen Hautpartien.
- Finden Sie heraus, ob Hitze oder Kälte Ihren Schmerz mindert. Dann können Sie die betroffene Stelle mit Kühlpads oder einer Wärmflasche behandeln. Bei Arealen, die mit einer Strahlentherapie behandelt worden sind, sind solche Behandlungen erst nach sechs Monaten anzuraten. Vermeiden Sie Hitze oder Kälte auch an Stellen, an denen Durchblutung oder Wahrnehmung gestört sind.
- Bewegung ist in vielerlei Hinsicht der Feind des Schmerzes. Dies kann neben körperlicher Bewegung auch geistige Aktivität sein. Lenken Sie sich zum Beispiel mit Musik, Lektüre oder Entspannungstechniken ab.

Passionsblumenkraut bei der Opioid-Entwöhnung

Opioid-Schmerzmittel werden häufig bei Krebspatienten eingesetzt. Sie hindern die Weiterleitung des Schmerzes und können selbst bei schwersten Schmerzen eingesetzt werden. Viele Patienten haben Angst, von Opioiden abhängig zu werden. Bei der modernen Schmerztherapie ist dieses Risiko jedoch gering. Zudem können Entzugssymptome mit der Einnahme von Passionsblumenkraut gemildert werden. Dies zeigen mehrere Untersuchungen.

Möchten Sie Entzugssymptome bei der Reduzierung der Opioid-Dosis vermeiden, können Sie zum Beispiel zum Passionsblumen-Extrakt *Passidon* greifen. Empfohlene Dosierung: 2-mal tgl. 2 Kapseln.

Schweißausbrüche

(siehe „Wechseljahresbeschwerden")

Schwindel (Vertigo)

Durch die Belastungen während einer Krebstherapie kann der Körper aus dem Lot geraten. Auch der Gleichgewichtssinn kann davon betroffen sein. Dem Patienten wird dann schwindlig. Schwindel kann auch bei Störungen des Herz-Kreislaufsystems auftreten. Die genaue Ursache eines Schwindels sollte mit dem Arzt abgeklärt werden.

Bewährte naturheilkundliche Mittel

HEILPFLANZEN/ NATURHEILMITTEL	BEURTEILUNG	HINWEISE
Vertigoheel	Homöopathische Mischung, die in Studien bei Schwindel vergleichbare Resultate wie herkömmliche Behandlungen erzielt [49]	• *Vertigoheel* wird mittlerweile auch in der S3-Leitline „Akuter Schwindel in der Hausarztpraxis" der Deutschen Gesellschaft für Allgemeinmedizin und Familienmedizin (DEGAM) empfohlen.
Ginkgo (Ginkgo biloba)	Hilfreich, wenn der Schwindel durch Durchblutungsstörungen des Gehirns oder des Innenohrs bedingt ist [50]	• Bewährte Präparate sind *Tebonin*, *Ginkobil ratiopharm* und *Ginkgo Sandoz*.
Diacard	Hilfreich bei Schwindel, der mit Kreislaufschwäche einhergeht	• Pflanzliches Mittel mit Weißdorn, Kaktusblüte, Kampfer und Baldrian

!

Gleichgewichtsübungen helfen dem Gehirn, auftretenden Schwindel zu unterdrücken.

Was Sie sonst noch tun können

• Gleichgewichtsübungen helfen dem Gehirn, auftretenden Schwindel zu unterdrücken. Werfen Sie hierfür zum Beispiel im Stehen oder im Sitzen einen Ball mit offenen Augen von einer zur anderen Hand. Ist diese Übung zu fordernd, können Sie zunächst auch im Liegen mit dem Training beginnen: Fixieren Sie mit den Augen einen Punkt an der Decke. Bewegen Sie nun (den fixierten Punkt immer im Blick behalten)
  • zunächst die Augen in alle Richtungen, dann
  • den Kopf nach links und nach rechts und anschließend
  • den Kopf kreisförmig in alle Richtungen.

Stress

Auch wenn Sie unsere Hinweise für seelisches Gleichgewicht im zweiten Kapitel befolgen, kann es dennoch zu Stress während der Krebstherapie kommen. Spannungen im sozialen Umfeld, finanzielle Probleme, Zukunftsängste oder der schulmedizinische Therapieplan können zu körperlicher und seelischer Anspannung führen.

Bewährte naturheilkundliche Mittel

HEILPFLANZEN/ NATURHEILMITTEL	BEURTEILUNG	HINWEISE
Rosenwurz (Rhodiola rosea)	Erhöht die Stressresistenz [24]	• Empfehlenswert ist das in der Forschung meist verwendete Präparat *Rhodiolan*.
Lavendel (Lavandula angustifolia)	Studien belegen stresslindernde Wirkung [51]	• Die orale Einnahme von Lavendelöl (zum Beispiel von *Lasea*) hat sich bewährt. • Zusätzlich können Sie zuhause ätherisches Lavendelöl mithilfe einer Duftlampe verdampfen lassen.

Was Sie sonst noch tun können

• Nutzen Sie einen Taschenkalender oder die Kalenderfunktion im Smartphone als Ihren persönlichen Assistenten. So müssen Sie nicht mehr jeden Termin im Kopf haben.

• Machen Sie sich bei Therapeutenbesuchen Notizen oder bitten Sie Angehörige, dies zu tun. So entlasten Sie Ihr Gedächtnis.

• Werfen Sie noch einmal einen Blick in den Abschnitt „Die Seele unterstützen – Selbsthilfe und professionelle Angebote". Dort finden Sie weitere Hilfestellungen.

Trockenheit von Haut und Schleimhäuten

(siehe „Wechseljahresbeschwerden" oder „Mundtrockenheit")

Übelkeit und Erbrechen

!

Vermehrte Freisetzung von Serotonin und Schäden im Verdauungstrakt sind verantwortlich für Übelkeit und Erbrechen.

Krebstherapien wie die Chemo-, Strahlen- und Antihormontherapie führen häufig zu Übelkeit und Erbrechen. Krebsmedikamente und Strahlentherapie sind unter anderem für eine vermehrte Freisetzung des Botenstoffs Serotonin verantwortlich. Dieser veranlasst das sogenannte „Brechzentrum" im Gehirn, Übelkeit und Erbrechen auszulösen. Dieser Prozess kann durch die von den Krebstherapien verursachte Schädigung des Magen-Darm-Traktes verstärkt werden.

Das mit der Übelkeit verbundene Unwohlsein ist für Patienten oft belastender als die Krebserkrankung selbst. Bisweilen führt es sogar zum Abbruch der Therapie.

Es ist daher für Sie wichtig zu wissen, wie Sie der Übelkeit vorbeugen und wie Sie sie behandeln können. Damit leisten Sie einen wichtigen Beitrag für Ihre Lebensqualität und den möglichst komplikationsfreien Ablauf der Krebstherapie.

Vor Therapiebeginn sollten Sie mit Ihrem Arzt bereits Ihr individuelles Risiko ermitteln, inwiefern die Therapie bei Ihnen zu Übelkeit führen wird. Zwei Faktoren werden hierbei berücksichtigt:

• Die Daten aus den Zulassungsverfahren der einzelnen Krebsmedikamente geben Aufschluss, wie häufig Übelkeit und Erbrechen als Nebenwirkungen auftreten.
• Wie sensibel reagieren Sie auf alltägliche Reize, die Übelkeit auslösen können? Dazu zählen zum Beispiel Autoreisen, Schiffsfahrten oder Gerüche.

Bewährte naturheilkundliche Mittel

HEILPFLANZEN/ NATURHEILMITTEL	BEURTEILUNG	HINWEISE
Ingwer (Zingiberis officinalis)	Inhaltsstoffe besetzen Serotonin-Rezeptoren im Gehirn. Gute Wirkung in Praxis und in Studien [11]	• So bereiten Sie sich ein Ingwerwasser zu, das Sie über den Tag verteilt heiß oder kalt trinken können: Übergießen Sie 1 TL klein- geschnittenen frischen Ingwer mit ½ Liter siedendem Wasser. • Zusätzlich sollten Sie einen Ingwerextrakt immer bei sich haben. Entweder in Tropfen- form (*IngwerPURE*) oder als Kapseln (*Zintona*)
Heilpflanzen mit Bitterstoffen	Beruhigen den Magen und helfen bei durch Übelkeit bedingter Appetitlosigkeit	• Am geeignetsten sind Bittertropfen wie *Amara Tropfen Weleda, Iberogast, Bitter-Alpin* oder *Enzian Magentonikum Wala*. Anwendung vor dem Essen. • Ein bewährtes Rezept für Bittertropfen, das Sie sich in der Apotheke mischen lassen können: 40 ml Tinctura Amara und 10 ml Tinctura Zingiberis
Mariendistel (Silybum marianum)	Bei Übelkeit in Verbund mit erhöhten Leber- werten [12]	• Bewährte Präparate sind *Silymarin, Legalon forte* und *Hepa-loges*. • Die optimale Dosierung beträgt 400 mg Mariendistelextrakt tgl.
Bachblüten-Rescue-Mischung	Erfahrungsgemäß hilfreich als Notfallmittel vor oder nach extremen körperlichen oder seelischen Belastungen	• Bachblüten-Rescue-Mischungen können als Tropfen, Globuli oder Dragees angewandt werden. • Die Mischung kann hilfreich sein, wenn Stress oder Ängste die Übelkeit auslösen oder verstärken.

Wenn die erwähnten Maßnahmen nicht helfen, sind Cannabisblüten oder Dronabinol aus dem Hanfgewächs eine gute Option. Deren Wirksamkeit bei Übelkeit und Erbrechen bei Krebspatienten ist durch Studien belegt. Näheres dazu finden Sie im Abschnitt „Wichtige Anmerkungen".

Was Sie sonst noch tun können

- Beachten Sie die im Abschnitt „Ernährung bei Chemo- oder Strahlentherapie" erwähnten Hinweise zu Ernährungs- und Trinkgewohnheiten. Mit diesen können Sie Übelkeit vorbeugen.
- Der Geschmack der Minze kann die Übelkeit lindern. Verwenden Sie frische Minze zur Zubereitung von Speisen und kalten oder warmen Getränken.
- Sorgen Sie für einen angenehmen Geschmack im Mund. Besonders ratsam ist es, nach jedem Essen die Zähne zu putzen.
- Kalte oder lauwarme Getränke und Speisen sind bekömmlicher als heiße. Tees lassen Sie am besten ganz auskühlen.
- Tragen Sie lockere und bequeme Kleidung, die den Bauch nicht einengt.
- Achten Sie nach wiederholtem Erbrechen darauf, den Flüssigkeitsverlust durch ausreichendes Trinken zu ersetzen. Wer häufig erbricht, sollte in Absprache mit seinem Arzt auch Elektrolyte ersetzen.
- Ruhen Sie nach dem Essen, aber stets mit etwas erhöhtem Oberkörper.
- Bereiten Sie nicht Ihre Leibspeisen zu, wenn Ihnen übel ist. Sie laufen sonst Gefahr, dass Ihr Gehirn deren Geschmack mit der Übelkeit verbindet. Dann kann Ihnen in Zukunft schon beim Anblick Ihrer Leibgerichte schlecht werden.
- Bewegung an der frischen Luft mildert die Übelkeit.
- Übelkeit kann auf Dauer Ihr „Nervenkostüm" schwächen. Wirken Sie mit Entspannungsübungen dagegen.

Unruhe

(siehe „Depressive Verstimmung" und „Ängste")

Unfruchtbarkeit und Zeugungsunfähigkeit

Die Fähigkeit, Kinder in die Welt zu setzen, ist von der Gesundheit der sogenannten Keimdrüsen (Eierstöcke bei der Frau, Hoden beim Mann) abhängig. Die Keimdrüsen können durch die Krebserkrankung oder deren Therapie geschädigt werden. Wer auch nach der Erkrankung Kinder bekommen will, sollte sich deshalb rechtzeitig informieren, wie die eigene Fruchtbarkeit erhalten werden kann.

Erster Ansprechpartner hierfür ist Ihr behandelnder Onkologe. Daneben finden Sie wichtige Informationen zu Behandlungsmöglichkeiten und -zentren:

- beim Netzwerk für fertilitätsprotektive Maßnahmen (FertiProtekt), www.fertiprotekt.com
- beim Kompetenznetzwerk Leukämie (für Erwachsene mit Blutkrebs), www.kompetenznetz-leukaemie.de
- beim Informationsportal zu Krebs- und Bluterkrankungen bei Kindern und Jugendlichen, www.kinderkrebsinfo.de

Untergewicht und Mangelernährung

Nur mit einer ausreichenden Versorgung mit Nährstoffen verfügen Sie über ausreichend Kraft, die Sie für Krebstherapie und -erkrankung benötigen. Schätzungsweise jeder zweite Krebspatient leidet an Mangelernährung oder Untergewicht. Um beides zu behandeln oder zu vermeiden, ist eine gezielte Ernährungsberatung

!

Jeder zweite Krebspatient leidet an Mangelernährung oder Gewichtsverlust. Eine gezielte Ernährungsberatung ist dann sinnvoll.

sinnvoll. Ihr Arzt leistet diese entweder selbst oder nennt Ihnen entsprechende Adressen.

Wir können Ihnen noch folgende Tipps geben:

- Reichern Sie Ihre Speisen mit kalorienreichen Fetten an. Empfehlenswert sind unter anderem Sahne, Butter, Nussmuse, fette Käse und hochwertige Pflanzenöle.
- Eiweißreiche Gerichte wie Fisch, Tofu, Fleisch, Eier, Hülsenfrüchte und Milchprodukte versorgen Abwehrsystem und Muskulatur mit wertvollen Aminosäuren.
- Besteht das Risiko für Untergewicht, kann ein Ernährungstagebuch sinnvoll sein. Notieren Sie darin Trink- und Essmenge und evtl. auch körperliche Betätigungen. So können Ihr Arzt und Sie besser abschätzen, ob Sie ausreichend Kalorien und Flüssigkeit zu sich nehmen.
- Die Wirksamkeit von Cannabisblüten und Dronabinol bei Untergewicht in Zusammenhang mit Appetitlosigkeit, Übelkeit und Erbrechen ist durch Studien belegt. Näheres dazu im Abschnitt „Anmerkungen".
- Beachten Sie bitte den Abschnitt „Appetitlosigkeit" in diesem Buch.

Venenentzündung (Phlebitis)

!

Nach der Infusion von Chemotherapien kann es zu Venenentzündungen kommen.

Nach Verabreichen von Chemotherapien kann es bei Krebspatienten zu Venenentzündungen kommen. Eine Venenentzündung wird durch eine zu schnelle Durchflussmenge bei der Infusion, durch einen zu lange in der Vene belassenen Verweilkatheter oder durch unzureichendes Nachspülen nach der Infusion begünstigt. Eine Venenentzündung geht typischerweise mit Schmerzen, Rötung und Überwärmung der Haut und Rötung und Schwellung der betroffenen Vene einher.

Lassen Sie eine Venenentzündung von einem Arzt untersuchen. Er kann abklären, ob auch tiefer liegende Venen betroffen sind.

Bewährte naturheilkundliche Mittel

HEILPFLANZEN/ NATURHEILMITTEL	BEURTEILUNG	HINWEISE
Ringelblume (Calendula officinalis)	Entzündungs-hemmende und abschwellende Heilpflanze	• Hilfreich sind kühlende Umschläge mit verdünnter (1 TL auf ½ Liter Wasser) Calendula-Tinktur (Firma Caelo). • Daneben sind Calendula-salben, etwa von Bombastus, DHU oder Weleda empfehlenswert.
Teemischung: 50 Gramm Buchweizenkraut 15 Gramm Ringelblumen-blüten 30 Gramm Steinkleekraut	Traditionell angewandte Heilpflanzen	• 2- bis 3-mal tgl. 1 EL mit ¼ Liter siedendem Wasser übergießen und zugedeckt 15 Minuten ziehen lassen
Heilerde mit Essigwasser	Kühlende Paste	• Mischen Sie 1 EL Apfel-essig mit ½ Liter Wasser und so viel Heilerde, bis eine Paste entsteht. Tragen Sie diese auf die betroffene Stelle auf.

Verbrennungen der Haut (Strahlendermatitis)

Die bei der Strahlentherapie eingesetzte Strahlung schadet nicht nur den Krebszellen. Auch Haut- und Schleimhautzellen werden von ihr beeinträchtigt. Auf der Haut zeigt sich dies durch ähnliche Symptome wie bei einem Sonnenbrand. So kann die sogenannte Strahlendermatitis mit Rötung, Schwellung, Blasenbildung oder nässender Haut einhergehen.

Bewährte naturheilkundliche Mittel
Jede Maßnahme muss mit dem Strahlentherapeuten abgesprochen sein!

HEILPFLANZEN/ NATURHEILMITTEL	BEURTEILUNG	HINWEISE
Ringelblume (Calendula officinalis)	Mehrere Studien bestätigen positive Effekte bei Vorbeugung und Behandlung der Strahlendermatitis. [52]	• Hilfreich sind Wundsalben mit Ringelblume wie *Calendumed, Calendula Wundsalbe Weleda* oder *Calendula Salbe Bombastus*.
Curcumin (Wirkstoff aus der Kurkuma-Wurzel)	Lindert einer Studie zufolge die Hautschäden bei Strahlentherapie [53]	• Empfehlenswert sind Curcumin-Präparate wie *Curcumin-Loges* oder *Curcusol* mit einer tgl. Einnahme von ca. 5 Gramm Curcumin.

Was Sie sonst noch tun können

- Nach der Strahlentherapie können silberhaltige Cremes wie *Multilind Mikrosilber Creme* oder silberhaltige Kompressen wie *Atrauman Ag Kompressen* hilfreich sein.
- Befragen Sie Ihren Strahlentherapeuten genau, ob und in welchem Ausmaße Waschen und Rasieren der behandelten Stellen erlaubt ist. Er gibt Ihnen auch darüber Auskunft, welche Pflegeprodukte ratsam sind.
- Vermeiden Sie eng anliegende oder scheuernde Kleidung.

Verstopfung

Die Darmtätigkeit kann während einer Krebserkrankung gestört sein. Therapien wie die Strahlen- oder Chemotherapie oder die Einnahme von Schmerzmitteln trocknen die Darmschleimhäute aus oder hemmen die Darmtätigkeit. Daneben können auch Krebserkrankungen des Bauchraumes zu Verstopfung führen.

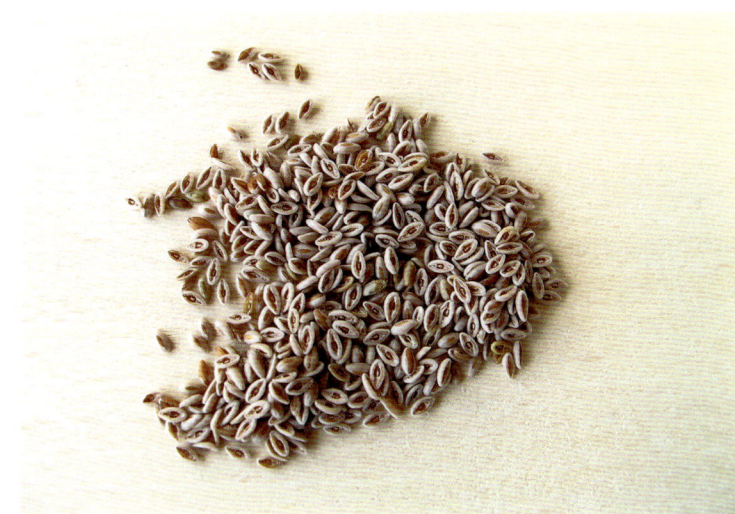

Mit Flohsamenschalen können Verstopfungen effektiv behandelt werden.

Bewährte naturheilkundliche Mittel

HEILPFLANZEN/ NATURHEILMITTEL	BEURTEILUNG	HINWEISE
Flohsamenschalen	Erhöhen den Flüssigkeitsanteil und die Gleitfähigkeit des Stuhls	• Einfach anzuwenden sind Granulate wie *Agiolax* oder *Mucofalk*. Mittel erster Wahl
Teemischung: 40 Gramm Faulbaumrinde 40 Gramm Fenchelfrüchte 40 Gramm Leinsamen 30 Gramm Schafgarbe	Enthält eine Anthranoid-haltige Heilpflanze, die die Darmpassage erleichtert und den Stuhl flüssiger macht	• 2- bis 3-mal tgl. 1 EL mit ¼ Liter siedendem Wasser übergießen und zugedeckt 15 Minuten ziehen lassen. • Maximal 10 Tage lang anwenden
Heilpflanzen mit Bitterstoffen	Hilfreich bei Verstopfung und träger Verdauung	• Am geeignetsten sind Bittertropfen wie *Amara Tropfen Weleda*, *Iberogast*, *Bitter-Alpin* oder *Enzian Magentonikum Wala*. Anwendung vor dem Essen
Opium-D6-Tabletten	Können bei Verstopfungen infolge einer Opioid-Einnahme hilfreich sein. Homöopathisches Wirkprinzip	• 3-mal tgl. 1 Tablette im Mund zergehen lassen bis eine Besserung eintritt

!

Das hilft: Ballaststoffreiche Ernährung, ausreichende Trinkmenge und regelmäßige Bewegung.

Was Sie sonst noch tun können

- Auf diese drei Dinge sollten Sie achten: Ballaststoffreiche Ernährung mit viel Obst und Gemüse, ausreichende Trinkmenge und regelmäßige Bewegung.
- Bauen Sie abführend wirkende Lebensmittel in Ihre Ernährung ein. Dazu zählen unter anderem Rhabarber, Trockenpflaumen, Leinsamen, Brottrunk, Weizenkleie und Sauerkraut.

- Ist der Stuhlgang aufgrund einer trockenen Analschleimhaut sehr schmerzhaft oder unmöglich, sind Glycerinzäpfchen eine gute Option.
- Die Darmentleerung wird erleichtert, wenn Sie beim Toilettengang den Oberkörper nach vorne beugen und Ihre Füße etwas erhöht auf eine kleine Kiste oder ein paar Bücher stellen.
- Die einfachste Methode, den Enddarm zu entleeren, ist die Darmspülung. Besorgen Sie sich hierfür ein Klistier, das Sie mit Wasser füllen.

Bei Verstopfung helfen Trockenfrüchte. Sie enthalten Ballaststoffe und sollten mit ausreichend Flüssigkeit verzehrt werden.

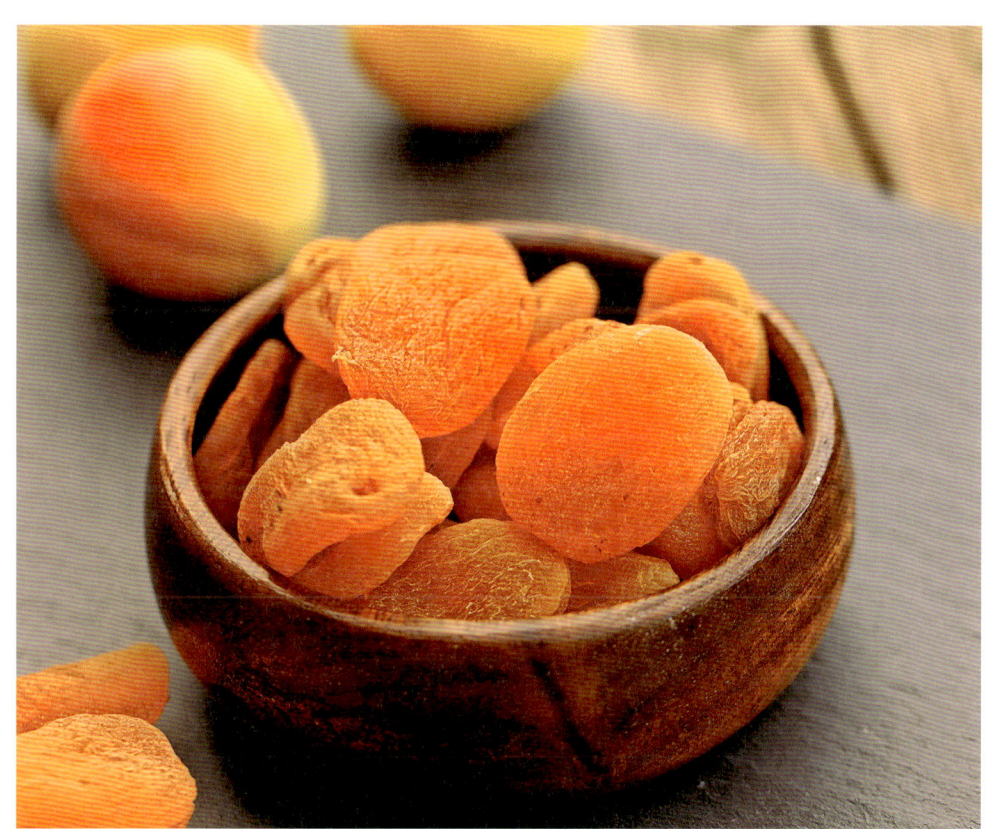

Wechseljahresbeschwerden

Während der Wechseljahre verändert sich das weibliche Hormonsystem. Die Produktion des Hormons Östrogen wird stark gedrosselt. Damit geht ein allmähliches Ausbleiben der Regelblutung und das Ende der fruchtbaren Zeit im Leben einer Frau einher. Die hormonelle Umstellung kann von den sogenannten Wechseljahresbeschwerden begleitet werden. Dazu zählen unter anderem Schweißausbrüche, Hitzewallungen, Trockenheit der Scheidenschleimhaut und Libidomangel. Daneben können auch depressive Verstimmungen, Schlafstörungen, Verdauungsbeschwerden, Müdigkeit, Gewichtszunahme oder Konzentrationsstörungen auftreten.

Bei Krebspatientinnen kann durch Strahlen- oder Chemotherapie die Produktion von Hormonen in den Eierstöcken eingestellt werden. Dadurch kommt es zu einem vorzeitigen Eintritt der Wechseljahre und der damit verbundenen Beschwerden.

Auch bei männlichen Patienten ist während der Krebstherapie das Auftreten von Hitzeschüben und Schweißausbrüchen möglich.

Bewährte naturheilkundliche Mittel

!

Der Einsatz von Heilpflanzen mit Phytoöstrogenen kann mit Wechselwirkungen und unerwünschten Wirkungen einhergehen.

Der Einsatz von Heilpflanzen mit sogenannten Phytoöstrogenen – wie Salbei oder Rotklee – kann bei Wechseljahresbeschwerden hilfreich sein. Beachten Sie bitte, dass deren Anwendung jedoch mit Wechselwirkungen (Antihormontherapie, Chemotherapie) und unerwünschten Wirkungen einhergehen kann. Sprechen Sie daher den Einsatz unbedingt mit Ihrem Arzt ab.

Dies gilt insbesondere für Frauen mit hormonsensitivem Brustkrebs.

HEILPFLANZEN/ NATURHEILMITTEL	BEURTEILUNG	HINWEISE
Salbei (Salvia officinalis)	Wirksam bei Schweißausbrüchen, Hitzewallungen und leichten Schlafstörungen [54]	• 2- bis 3-mal tgl. 1 EL mit ¼ Liter siedendem Wasser übergießen und zugedeckt 15 Minuten ziehen lassen. Nicht heiß trinken!
Trauben-Silberkerze (Cimicifuga racemosa)	Studien bestätigen gute Wirkung bei Wechseljahresbeschwerden während Krebstherapie. [55]	• Bewährte Präparate sind z. B. *Cimicifuga AL, Cimicifuga STADA* oder *remifemin mono*.
Rotklee (Trifolium pratense)	Studien bestätigen gute Wirkung bei Wechseljahresbeschwerden. [56]	• Bewährte Präparate sind z. B. *Menoflavon* oder *Menovital plus*.
5-HTP (5-Hydroxy-Tryptophan)	Natürliche Aminosäure, die den Hormonstoffwechsel bei depressiver Verstimmung, Muskelschmerzen, Essattacken und Schlafstörungen positiv beeinflussen kann. Gute Studienlage [19]	• Bewährte Präparate sind z. B. *Griffonia 5-HTP Zein* oder *Griffonia50 Serolution*.

Was Sie sonst noch tun können

• Die in Leinsamen enthaltenen Lignane können Wechseljahresbeschwerden positiv beeinflussen. Lassen Sie Leinsamen ein paar Stunden quellen und geben Sie sie, samt dem entstandenen Schleim, in Lebensmittel wie Joghurt, Müsli oder Brei.

• Bei trockener Scheidenschleimhaut haben sich Vaginalzäpfchen mit Granatapfelsamenöl (z. B. *delima feminin Vaginalzäpfchen*) bewährt.

• Bei trockenen und geröteten Bindehäuten sind Umschläge mit Fencheltee hilfreich.

- Bei trockener Haut haben sich Hautpflegemittel mit Nacht-kerzenöl wie *Kneipp Hautöl Nachtkerze* sehr bewährt.
- Unangenehme Schweißgerüche können mit effektiven Mikro-organismen (EM) behandelt werden. Mischen Sie hierfür 1 Teil EM-Blond-Lösung mit 4 Teilen Wasser und geben Sie alles in eine kleine Sprühflasche aus Braunglas. Diese Mi-schung kann als Deodorant verwendet werden.

Salbei hilft wirkungs-voll bei Schweißaus-brüchen.

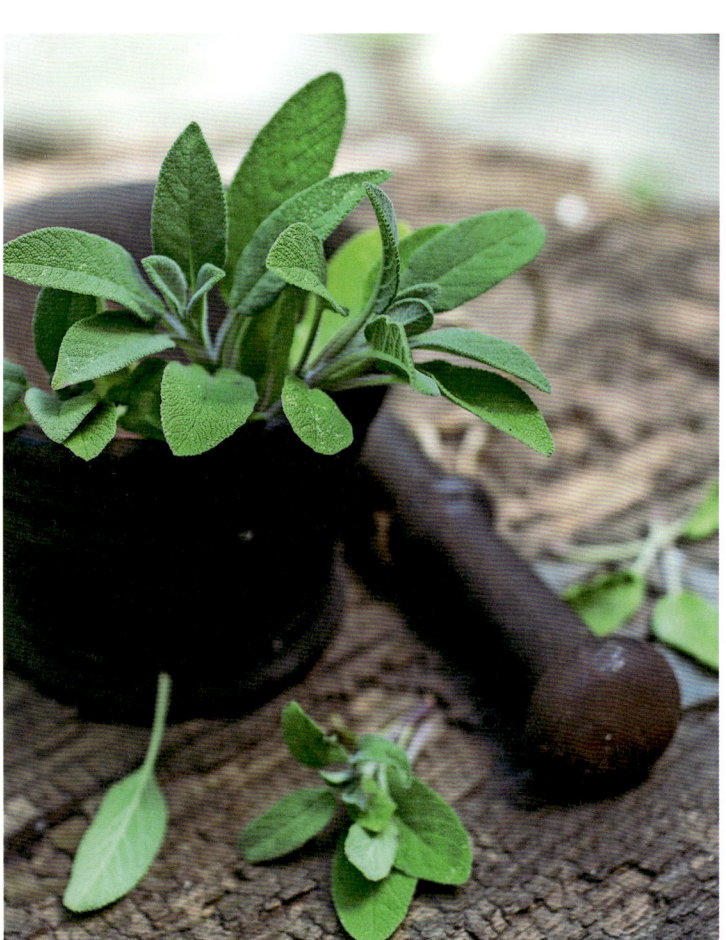

ANHANG

Mögliche Gegenanzeigen und Wechselwirkungen von Heilpflanzen

HEILPFLANZE	GEGENANZEIGEN	MÖGLICHE WECHSEL-WIRKUNGEN
Braunwurz (Scrophularia nodosa)	n.b.	n.b.
Brombeere (Rubus fruticosus)	n.b.	n.b.
Buchweizen (Fagopyrum esculentum)	n.b.	n.b.
Eibisch (Althaea officinalis)	n.b.	Sollte nicht gleichzeitig mit Medikamenten eingenommen werden, da er ihre Aufnahme verzögern kann.
Faulbaum (Frangula alnus)	Schwangerschaft, Stillzeit, entzündliche Darmerkrankungen, Blinddarmentzündung, Krebserkrankungen des Magen-Darm-Traktes, ungeklärte Bauchschmerzen, Kinder unter 12 Jahren	Herzglykoside (Digitalis), Medikamente für Herzrhythmusstörungen
Fenchel (Foeniculum vulgare)	n.b.	n.b.
Gänsefingerkraut (Potentilla anserina)	n.b.	n.b.
Kurkuma (Curcuma longa)	Erkrankungen der Galle wie Gallensteinleiden	n.b.
Ginkgo (Ginkgo biloba)	Schwangerschaft, Überempfindlichkeit/Allergie gegenüber Ginkgo	Gerinnungshemmer

n.b. = nicht bekannt

HEILPFLANZE	GEGENANZEIGEN	MÖGLICHE WECHSEL-WIRKUNGEN
Ginseng (Panax Ginseng)	Hormonsensitive Krebsarten	Gerinnungshemmer, Antidepressiva, Diabetes-Medikamente
Goldrute (Solidago virgaurea)	Wassereinlagerungen (Ödeme) aufgrund einer Herz- oder Nierenerkrankung	n.b.
Holunder (Sambucus nigra)	n.b.	n.b.
Ingwer (Zingiberis officinalis)	Gallensteinleiden	Gerinnungshemmer, Blutdrucksenker, Diabetes-Medikamente
Isländisch Moos (Cetraria islandica)	n.b.	n.b.
Jasmin (Jasminum grandiflorum)	n.b.	n.b.
Katzenkralle (Uncaria tomentosa)	Organ- oder Gewebetransplantationen, Kinderwunsch	Gerinnungshemmer
Lavendel (Lavandula officinalis)	n.b.	n.b.
Lein (Linum usitatissimum)	Darmverschluss	Sollten nicht gleichzeitig mit Medikamenten eingenommen werden, da er ihre Aufnahme verzögern kann.
Mädesüß (Filipendula ulmaria)	Salizylat-Überempfindlichkeit	n.b.
Mariendistel (Silybum marianum)	n.b.	n.b.
Mutterkraut (Tanacetum parthenium)	Schwangerschaft, Stillzeit, Überempfindlichkeit/Allergie gegenüber Mutterkraut oder anderen Korbblütlern	n.b.

HEILPFLANZE	GEGENANZEIGEN	MÖGLICHE WECHSEL-WIRKUNGEN
Myrrhe (Harz von Commiphora molmol)	n.b.	n.b.
Passionsblume (Passiflora incarnata)	n.b.	n.b.
Purpur-Sonnenhut (Echinacea purpurea)	Immundefekte, Autoimmunerkrankungen, bösartige Erkrankungen des Immunsystems, Einnahme von Immunsystem unterdrückenden Medikamenten	Einzelne Chemotherapeutika
Ringelblume (Calendula officinalis)	n.b.	n.b.
Rosenwurz (Rhodiola rosea)	Bluthochdruck, starke Erregungszustände	Gerinnungshemmer, Antidepressiva
Salbei (Salvia officinalis)	n.b.	n.b.
Schafgarbe (Achillea millefolium)	Überempfindlichkeit/Allergie gegenüber Schafgarbe oder anderen Korbblütlern	n.b.
Steinklee (Melilotus officinalis)	Schwangerschaft, Stillzeit	n.b.
Taubnessel (Lamium album)	n.b.	n.b.
Walnuss (Juglans regia)	Schwangerschaft	n.b.
Weide (Salix alba oder purpurea)	Salizylat-Überempfindlichkeit	n.b.
Weißdorn (Verschiedene Crataegus-Arten)	Überempfindlichkeit gegenüber Weißdorn	n.b.

Wichtige Internetadressen

Der Blog zum Buch

www.naturheilkunde-krebs.de

- Neue Studienergebnisse, erklärt und kommentiert
- Schwerpunkt „Cannabis bei Krebs"

Die Gesellschaft für biologische Krebsabwehr

www.biokrebs.de

- Individuelle Beratung unter Tel. 06221 138020
- Therapeuten- und Kliniklisten: www.biokrebs.de/infomaterial/adresslisten
- Infomaterial: www.biokrebs.de/infomaterial/gfbk-infos

Der Krebsinformationsdienst des Deutschen Krebsforschungszentrums

www.krebsinformationsdienst.de

- Individuelle Beratung unter Tel. 0800 4203040
- Informationsblatt Behandlungswahl: www.krebsinformationsdienst.de/wegweiser/iblatt/iblatt-behandlungswahl.pdf?m=1478689464
- Psychosoziale Beratungsstellen finden: www.krebsinformationsdienst.de/wegweiser/adressen/krebsberatungsstellen.php

- Psychoonkologen finden: www.krebsinformationsdienst.de/wegweiser/adressen/psychoonkologen.php
- Ernährungsberater finden: www.krebsinformationsdienst.de/behandlung/ernaehrung-therapie-links.php
- Checkliste für Gesundheitsinformationen im Netz: www.patienten-information.de/checklisten/qualitaet-von-gesundheitsinformationen

Bezugsadressen

Heilkräuterapotheken
Zietenapotheke Berlin
Großbeerenstraße 11
10963 Berlin
Tel. 030 5471690
www.zietenapotheke.de

Gethsemane Apotheke Berlin
Stargarder Straße 79
10437 Berlin
Tel. 030 44653370
www.gethsemane-apotheke.de

Hofapotheke St. Afra am Dom
Hoher Weg 11
86152 Augsburg
Tel. 0821 343470
www.hofapotheke-augsburg.de

Kronen Apotheke Wuppertal
Berliner Straße 45
42275 Wuppertal
Tel. 0202 265250
www.kronen-apotheke-wuppertal.de

Apotheke für Weihrauchkapseln
Schlossapotheke Koblenz
Schlossstraße 17
56068 Koblenz
Tel. 0261 9882550
www.schloss-apotheke-koblenz.de

Pilzzuchtsets
Firma Pilzmännchen:
www.pilzzuchtshop.eu

Labor
Labor Pachmann (*maintrac sensitivity* Test)
Kurpromenade 2
95448 Bayreuth
Tel. 0921 850201
www.laborpachmann.de

Wasserfilter
Firma Alvito
Beratung und Bestellung:
Tel. 0911 321521
www.alvito.com
Unser Tipp: Lassen Sie sich telefonisch beraten, welche Art der Wasseroptimierung für Sie geeignet ist. Geben Sie hierfür zu Beginn des Gesprächs unsere Händlernummer (518.502) an.

Buchtipps

Ute Schmuck: Beckenbodentraining für Männer: Harninkontinenz und Erektionsstörungen mindern und überwinden, Urban & Fischer Verlag/Elsevier, 4. Auflage 2013

Clemens Arvay, Mariya Beer: Das Biophilia-Training: Fitness aus dem Wald, Edition a, 1. Auflage 2016

Beliveau, Richard: Krebszellen mögen keine Himbeeren. Nahrungsmittel gegen Krebs, Kösel Verlag, 13. Auflage 2007

Manuela Rüther: Bitter – Der vergessene Geschmack: Von Artischocke bis Zichorie, Rezepte für Gesundheit und Genuss, AT Verlag, 1. Auflage 2016

Wanitschek Anne, Vigl Sebastian: Pflanzliche Antibiotika richtig anwenden, humboldt Verlag, 1. Auflage 2016

Verwendete Literatur und Verzeichnis der zitierten Studien

Auszug der verwendeten Literatur

Donald Abrams: Integrative Oncology, Oxford University Press, 2. Auflage 2014

Josef Beuth: Gut durch die Krebstherapie, Trias, 2. Auflage 2011

Jutta Hübner: Komplementäre Onkologie, Schattauer, 2. Auflage 2012

Siegfried Knasmüller: Krebs und Ernährung: Risiken und Prävention – wissenschaftliche Grundlagen und Ernährungsempfehlungen, Thieme, 1. Auflage 2014

Wolfgang Blaschek (Hrsg.): Hagers Enzyklopädie der Arzneistoffe und Drogen, Springer, HagerROM DVD 2014

Ivo Bianchi: Moderne Mykotherapie, Alpha One, 2. Auflage 2009

Verzeichnis der zitierten Studien

[1] Mondul et al.: Circulating 25-Hydroxyvitamin D and Prostate Cancer Survival. Cancer Epidemiol Biomarkers Prev. 2016

[2] Holick et al.: Evaluation, treatment, and prevention of vitamin D deficiency: an Endocrine Society clinical practice guideline. J Clin Endocrinol Metab. 2011

[3] Schilling: Epidemic vitamin D deficiency among patients in an elderly care rehabilitation facility. Dtsch Arztebl Int. 2012

[4] Ahn et al.: Natural killer cell activity and quality of life were improved by consumption of a mushroom extract, Agaricus blazei Murill Kyowa, in gynecological cancer patients undergoing chemotherapy. Int J Gynecol Cancer. 2004

[5] Tangen et al.: Immunomodulatory effects of the Agaricus blazei Murrill-based mushroom extract AndoSan in patients with multiple myeloma undergoing high dose chemotherapy and autologous stem cell transplantation: a randomized, double blinded clinical study. Biomed Res Int. 2015

[6] Talcott et al.: Measuring perceived effects of drinking an extract of basidiomycetes Agaricus blazei Murill: a survey of Japanese consumers with cancer. BMC Complement Altern Med. 2007

[7] Kamin et al.: Treatment of acute bronchitis with EPs 7630: randomized, controlled trial in children and adolescents. Pediatr Int. 2012

[8] de Paula et al.: Uncaria tomentosa (cat's claw) improves quality of life in patients with advanced solid tumors. J Altern Complement Med. 2015

[9] Movafegh et al.: Preoperative oral Passiflora incarnata reduces anxiety in ambulatory surgery patients: a double-blind, placebo-controlled study. Anesth Analg. 2008

[10] Kasper: An orally administered lavandula oil preparation (Silexan) for anxiety disorder and related conditions: an evidence

based review. Int J Psychiatry Clin Pract. 2013

[11] Dabaghzadeh et al.: Ginger for prevention or treatment of drug-induced nausea and vomiting. Curr Clin Pharmacol. 2014

[12] Tamayo: Review of clinical trials evaluating safety and efficacy of milk thistle (Silybum marianum [L.] Gaertn.). Integr Cancer Ther. 2007

[13] Tan et al.: Efficacy and adverse effects of ginkgo biloba for cognitive impairment and dementia: a systematic review and meta-analysis. J Alzheimers Dis. 2015

[14] Ishaque S et al.: Rhodiola rosea for physical and mental fatigue: a systematic review. BMC Complement Altern Med. 2012

[15] Glade et al.: Phosphatidylserine and the human brain. Nutrition. 2015

[16] Sarris J et al.: Herbal medicine for depression, anxiety and insomnia: a review of psychopharmacology and clinical evidence. Eur Neuropsychopharmacol. 2011

[17] Dwyer et al.: Herbal medicines, other than St. John's Wort, in the treatment of depression: a systematic review. Altern Med Rev. 2011

[18] Oktem et al.: Black cohosh and fluoxetine in the treatment of postmenopausal symptoms: a prospective, randomized trial. Adv Ther. 2007

[19] Jangid et al.: Comparative study of efficacy of l-5-hydroxytryptophan and fluoxetine in patients presenting with first

depressive episode. Asian J Psychiatr. 2013

[20] Kim et al.: Effects of tissue-cultured mountain ginseng (Panax ginseng CA Meyer) extract on male patients with erectile dysfunction. Asian J Androl. 2009

[21] Van Kampen et al.: Treatment of erectile dysfunction by perineal exercise, electromyographic biofeedback, and electrical stimulation. Phys Ther. 2003

[22] Yennurajalingam et al.: High-Dose Asian Ginseng (Panax Ginseng) for Cancer-Related Fatigue: A Preliminary Report. Integr Cancer Ther. 2015

[23] de Paula et al.: Uncaria tomentosa (cat's claw) improves quality of life in patients with advanced solid tumors. J Altern Complement Med. 2015

[24] Darbinyan et al.: Rhodiola rosea in stress induced fatigue – a double blind cross-over study of a standardized extract SHR-5 with a repeated low-dose regimen on the mental performance of healthy physicians during night duty. Phytomedicine. 2000

[25] Cruciani et al.: L-carnitinesupplementation for the management of fatigue in patients with cancer: an eastern cooperative oncology group phase III, randomized, double-blind, placebo-controlled trial. J Clin Oncol. 2012

[26] Vollbracht et al.: Intravenous vitamin C administration improves quality of life in breast cancer patients during chemo-/radiotherapy and aftercare: results of a ret-

rospective, multicentre, epidemiological cohort study in Germany. In Vivo. 2011

[27] Iwase et al.: Mapisal Versus Urea Cream as Prophylaxis for Capecitabine-Associated Hand-Foot Syndrome. J Clin Oncol. 2016

[28] Chen et al.: Pyridoxine for prevention of hand-foot syndrome caused by chemotherapy: a systematic review. PLoS One. 2013

[29] Waldner et al.: Effects of doxorubicin-containing chemotherapy and a combination with L-carnitine on oxidative metabolism in patients with non-Hodgkin lymphoma. J Cancer Res Clin Oncol. 2006

[30] Kirste et al.: Boswellia serrata acts on cerebral edema in patients irradiated for brain tumors: a prospective, randomized, placebo-controlled, double-blind pilot trial. Cancer. 2011

[31] Mittal et al.: A randomized controlled trial comparing lactulose, probiotics, and L-ornithine L-aspartate in treatment of minimal hepatic encephalopathy. Eur J Gastroenterol Hepatol. 2011

[32] Dennert et al.: Selenium for alleviating the side effects of chemotherapy, radiotherapy and surgery in cancer patients. Cochrane Database Syst Rev. 2006

[33] May et al.: Randomized open controlled clinical study on the efficacy and tolerance of an oral enzyme preparation in lymphadenectomy patients. Int J Immunother. 2001

[34] Burgos et al.: Comparative study of the clinical efficacy of two different coumarin dosages in the management of arm lymphedema after treatment for breast cancer. Lymphology. 1999

[35] Cho et al.: Effects of honey on oral mucositis in patients with head and neck cancer: A meta-analysis. Laryngoscope. 2015

[36] Berger et al.: Oral capsaicin provides temporary relief for oral mucositis pain secondary to chemotherapy/radiation therapy. J Pain Symptom Manage. 1995

[37] Wong: Functional Recovery Enhancement Following Injury to Rodent Peroneal Nerve by Lion's Mane Mushroom, Hericium erinaceus (Bull.: Fr.) Pers. (Aphyllophoromycetideae). Int J Med Mush. 2009

[38] Gobrecht et al.: Promotion of Functional Nerve Regeneration by Inhibition of Microtubule Detyrosination. J Neurosci. 2016

[39] Guo et al.: Oral alpha-lipoic acid to prevent chemotherapy-induced peripheral neuropathy: a randomized, double-blind, placebo-controlled trial. Support Care Cancer. 2014

[40] Ellison et al.: Phase III placebo-controlled trial of capsaicin cream in the management of surgical neuropathic pain in cancer patients. J Clin Oncol. 1997

[41] Stracke et al.: Benfotiamine in diabetic polyneuropathy (BENDIP): results of a randomised, double blind, placebo-con-

trolled clinical study. Exp Clin Endo-crinol Diabetes. 2008

[42] Pace et al.: Vitamin E neuroprotection for cisplatin neuropathy: a randomized, pla-cebo-controlled trial. Neurology. 2010

[43] Ngan: A double-blind, placebo-controlled investigation of the effects of Passiflora incarnata (passionflower) herbal tea on subjective sleep quality. Phytother Res. 2011

[44] Kasper et al.: Efficacy of orally adminis-tered Silexan in patients with anxiety-related restlessness and disturbed sleep – A randomized, placebo-controlled trial. Eur Neuropsychopharmacol. 2015

[45] Demisch et al.: Treatment of severe chronic insomnia with L-tryptophan: re-sults of a double-blind cross-over study. Pharmacopsychiatry. 1987

[46] Vlachojannis et al.: Systematic review on the safety of Harpagophytum prepara-tions for osteoarthritic and low back pain. Phytother Res. 2008

[47] Gaffey et al.: The effects of curcumin on musculoskeletal pain: a systematic review protocol. JBI Database System Rev Imple-ment Rep. 2015

[48] Engen et al.: Effects of transdermal mag-nesium chloride on quality of life for pa-tients with fibromyalgia: a feasibility study. J Integr Med. 2015

[49] Schneider et al.: Treatment of Vertigo with a Homeopathic Complex Remedy Compared with Usual Treatments. Arzneim.-Forsch./Drug Res. 2005

[50] Cesarani et al.: Ginkgo biloba (EGb 761) in the treatment of equilibrium disorders. Adv Ther. 1998

[51] Kim et al.: The effect of lavender oil on stress, bispectral index values, and needle insertion pain in volunteers. J Altern Complement Med. 2011

[52] Schneider et al.: Usage of Calendula offic-inalis in the prevention and treatment of radiodermatitis: a randomized double-blind controlled clinical trial. Rev Esc En-ferm USP. 2015

[53] Ryan et al.: Curcumin for radiation der-matitis: a randomized, double-blind, pla-cebo-controlled clinical trial of thirty breast cancer patients. Radiat Res. 2013

[54] Bommer et al.: First time proof of sage's tolerability and efficacy in menopausal women with hot flushes. Adv Ther. 2011

[55] Rostock et al.: Black cohosh (Cimicifuga racemosa) in tamoxifen-treated breast cancer patients with climacteric com-plaints – a prospective observational study. Gynecol Endocrinol. 2011

[56] Shakeri et al.: Effectiveness of red clover in alleviating menopausal symptoms: a 12-week randomized, controlled trial. Climacteric. 2015

Das Mutmach-Buch

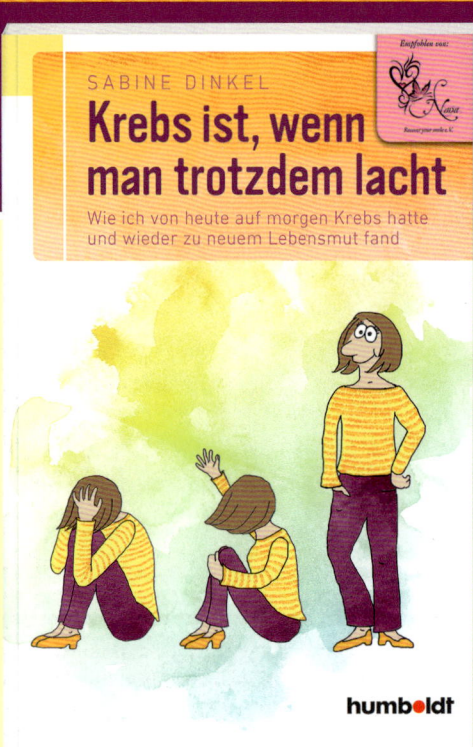

Sabine Dinkel

Krebs ist, wenn man trotzdem lacht

- **Authentisch und lebensmutig:** Von einer Betroffenen, die Freude daran hat, anderen Mut zu machen

- **Zur Orientierung** nach einer Krebs-Diagnose, zur Bewältigung und zum Wiedergewinn der eigenen Souveränität

- **Informativ, verständlich, humorvoll:** mit Anekdoten und O-Tönen gewürzt und von der Autorin mit liebevoll-frechen Cartoons versehen

ca. 160 Seiten. ca. 20 Cartoons
14,5 x 21,5 cm, Broschur
ISBN 978-3-86910-412-6
€ 19,99 [D] / € 20,60 [A]

Dieser Ratgeber ist auch als eBook erhältlich.

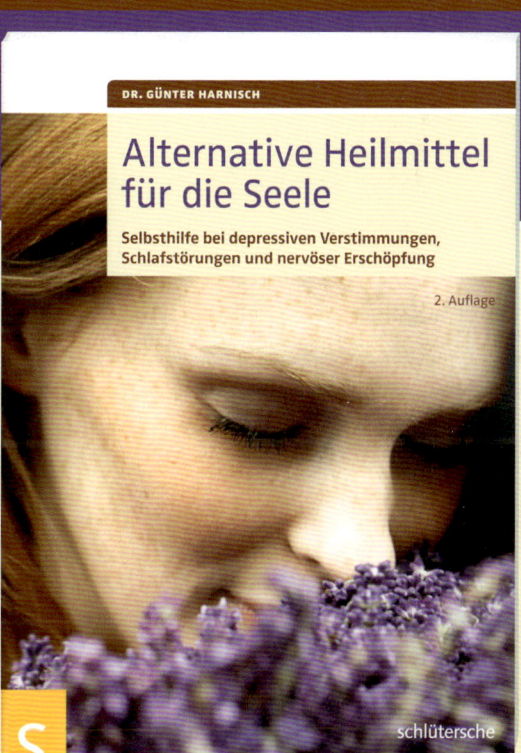
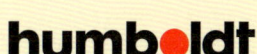

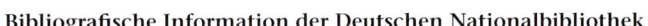

Bibliografische Information der Deutschen Nationalbibliothek
Die Deutsche Nationalbibliothek verzeichnet diese Publikation in der
deutschen Nationalbibliografie; detaillierte bibliografische Daten sind im
Internet über http://dnb.ddb.de/ abrufbar.

ISBN 978-3-89993-947-7 (Print)
ISBN 978-3-8426-8854-4 (PDF)
ISBN 978-3-8426-8855-1 (EPUB)

Fotos:
Titelbild: Getty Images/andipantz
Fotolia.com: kerdkanno: 8/9, 18/19; behewa: 13; unpict: 15; Soloviova
Liudmyla: 23; id-art: 31; Sergey Kohl: 34; Robert Kneschke: 40; Eva Gruen-
demann: 51; Successo images: 55; volff: 56; Hetizia: 62/63; Iriana Shiyan:
65; dusk: 84; honigjp31: 90; Patrick Daxenbichler: 92; Kzenon: 97; Dan
Race: 106; Heike Rau: 135; racamani: 137; la_vanda: 140
123rf.com: Cseh Ioan: 73

© 2017 humboldt
Eine Marke der Schlüterschen Verlagsgesellschaft mbH & Co. KG
Hans-Böckler-Allee 7, 30173 Hannover
www.schluetersche.de
www.humboldt.de

Lektorat: Heike Marie Westhofen, Mülheim an der Ruhr
Layout: Groothuis, Lohfert, Consorten, Hamburg
Covergestaltung: semper smile Werbeagentur GmbH, München
Satz: Die Feder, Konzeption vor dem Druck GmbH, Wetzlar
Druck und Bindung: Gutenberg Beuys Feindruckerei GmbH, Langenhagen